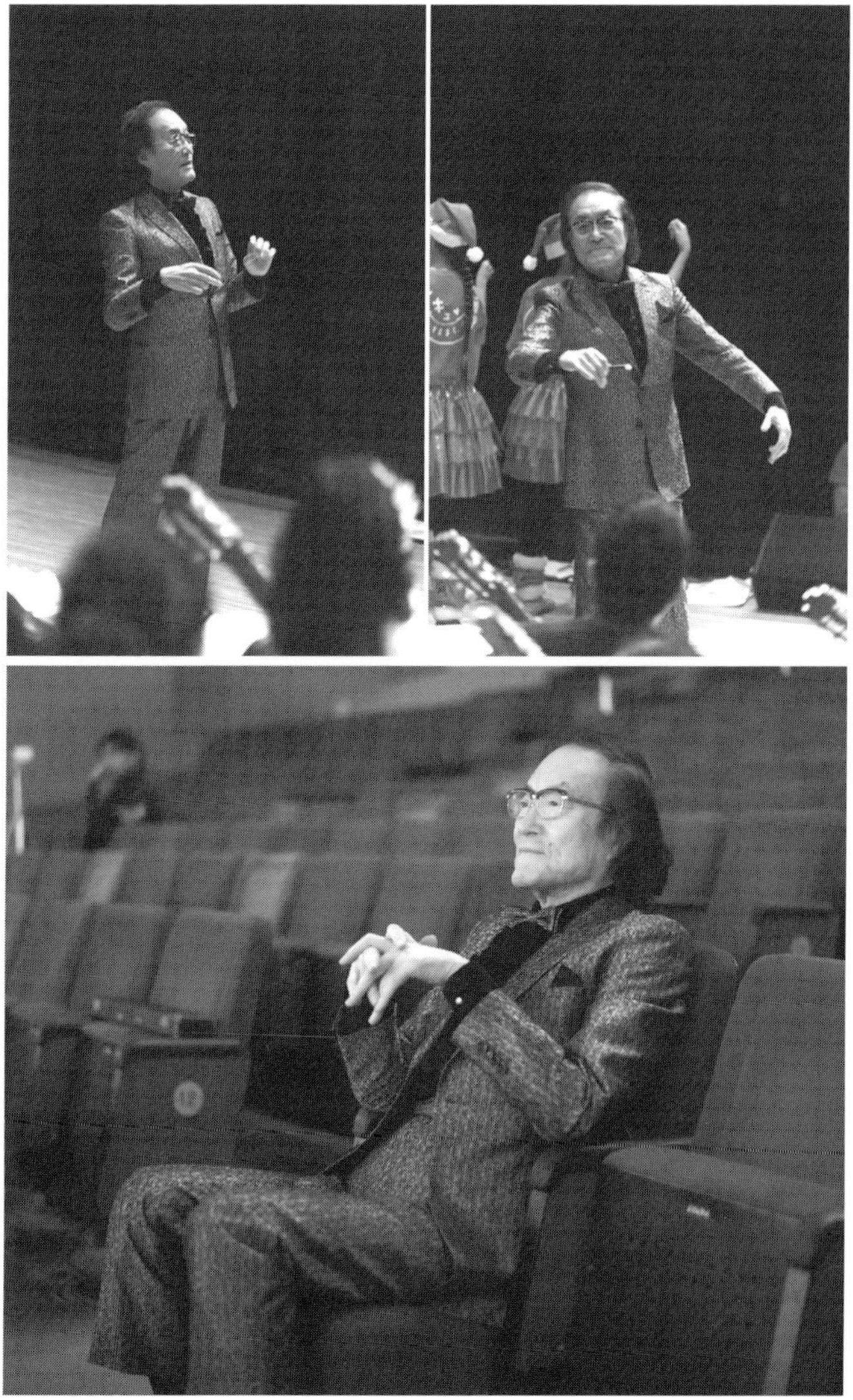

著者近影　リハーサル

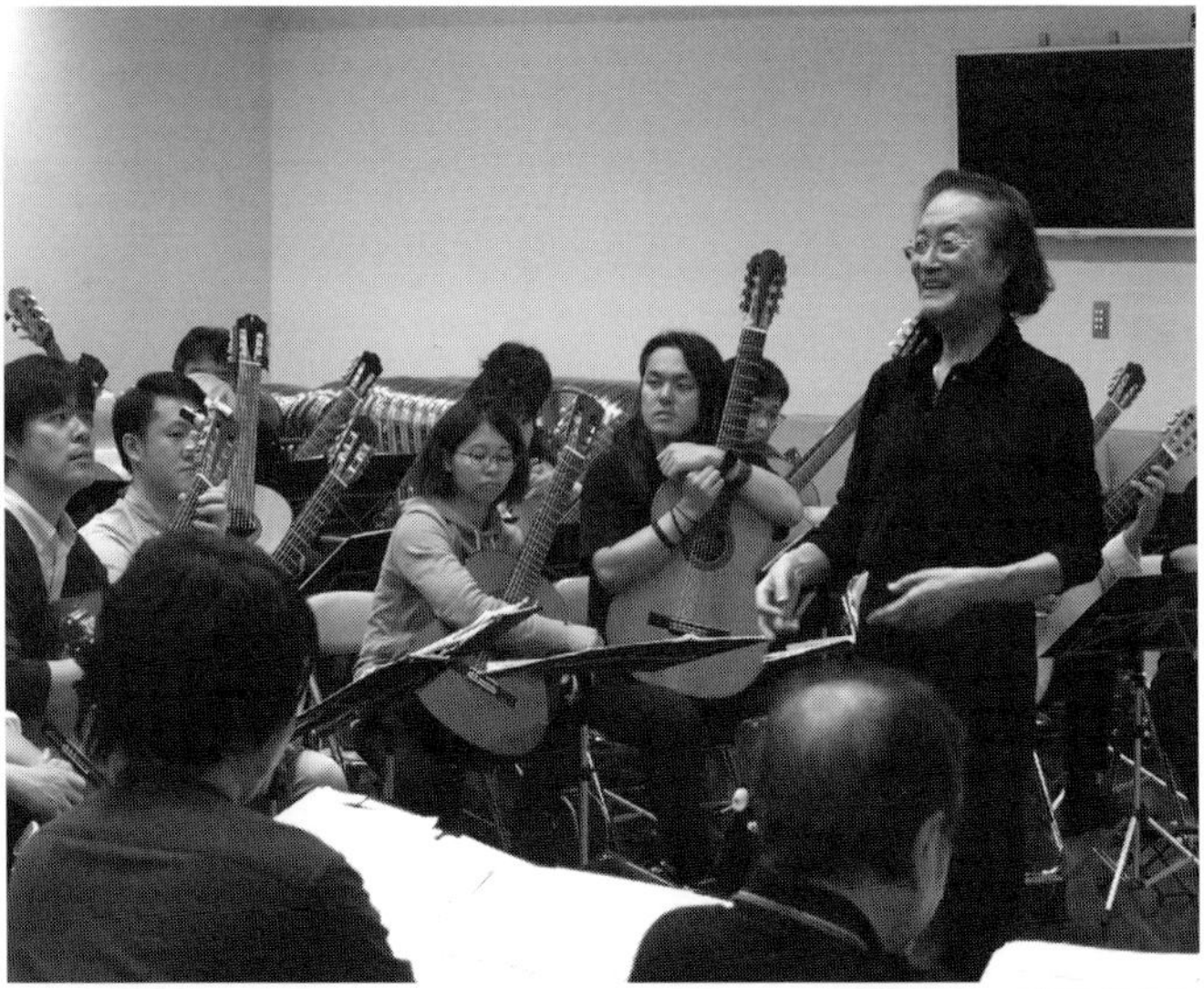

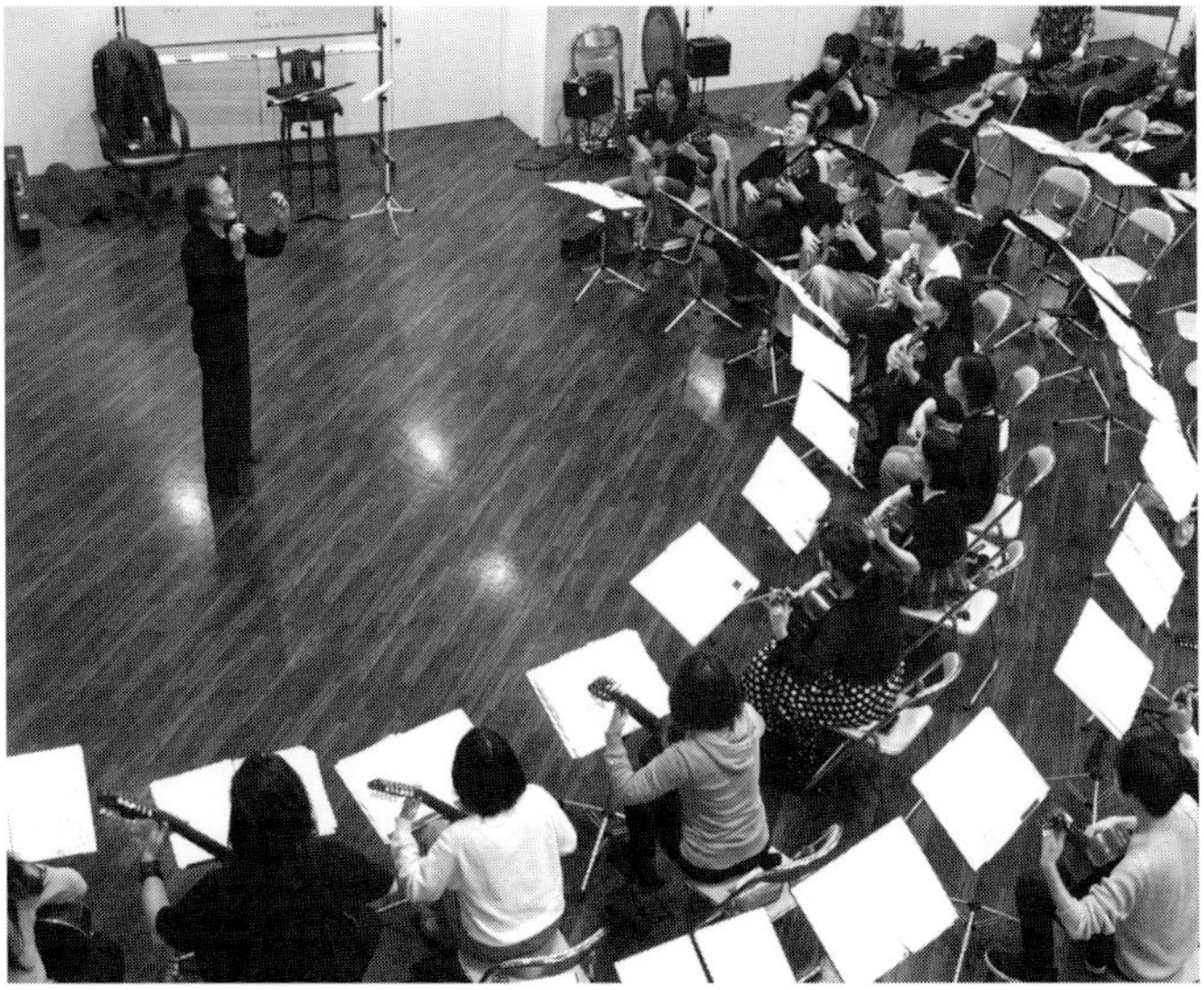

オーケストラの練習

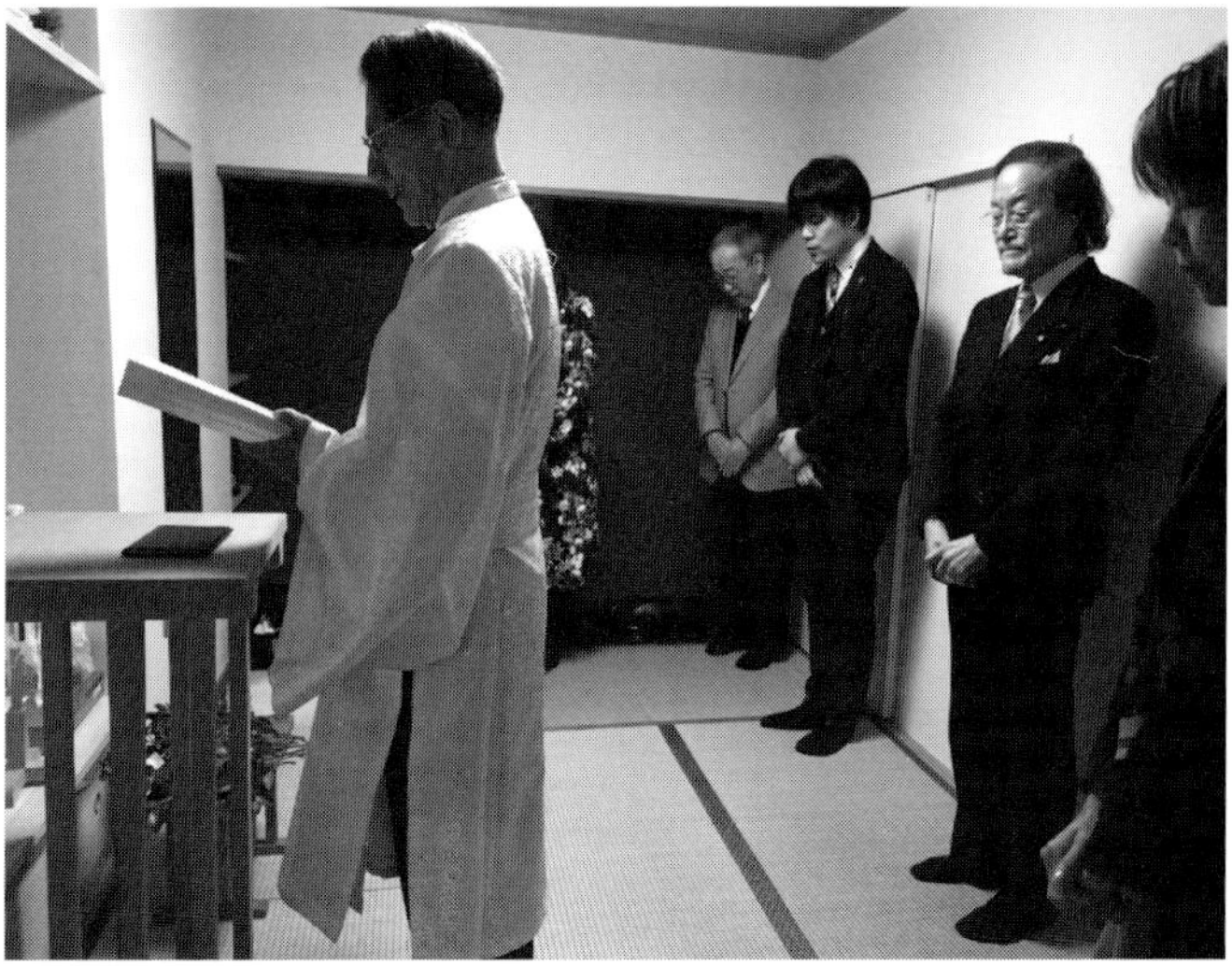

正月（2020 年）聖庵参拝（本館 6 F）

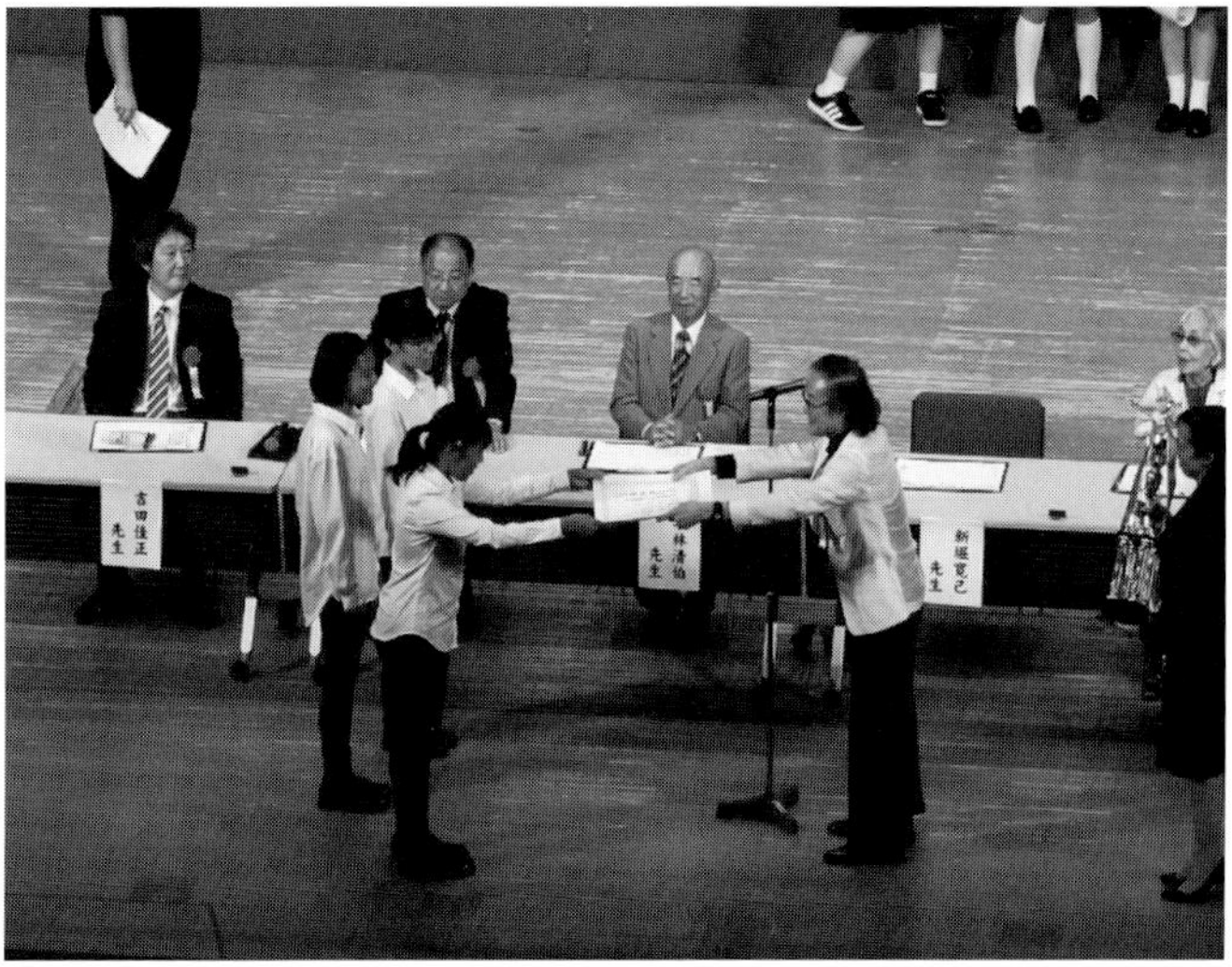

審査員長として（合奏コンクール学校の部）

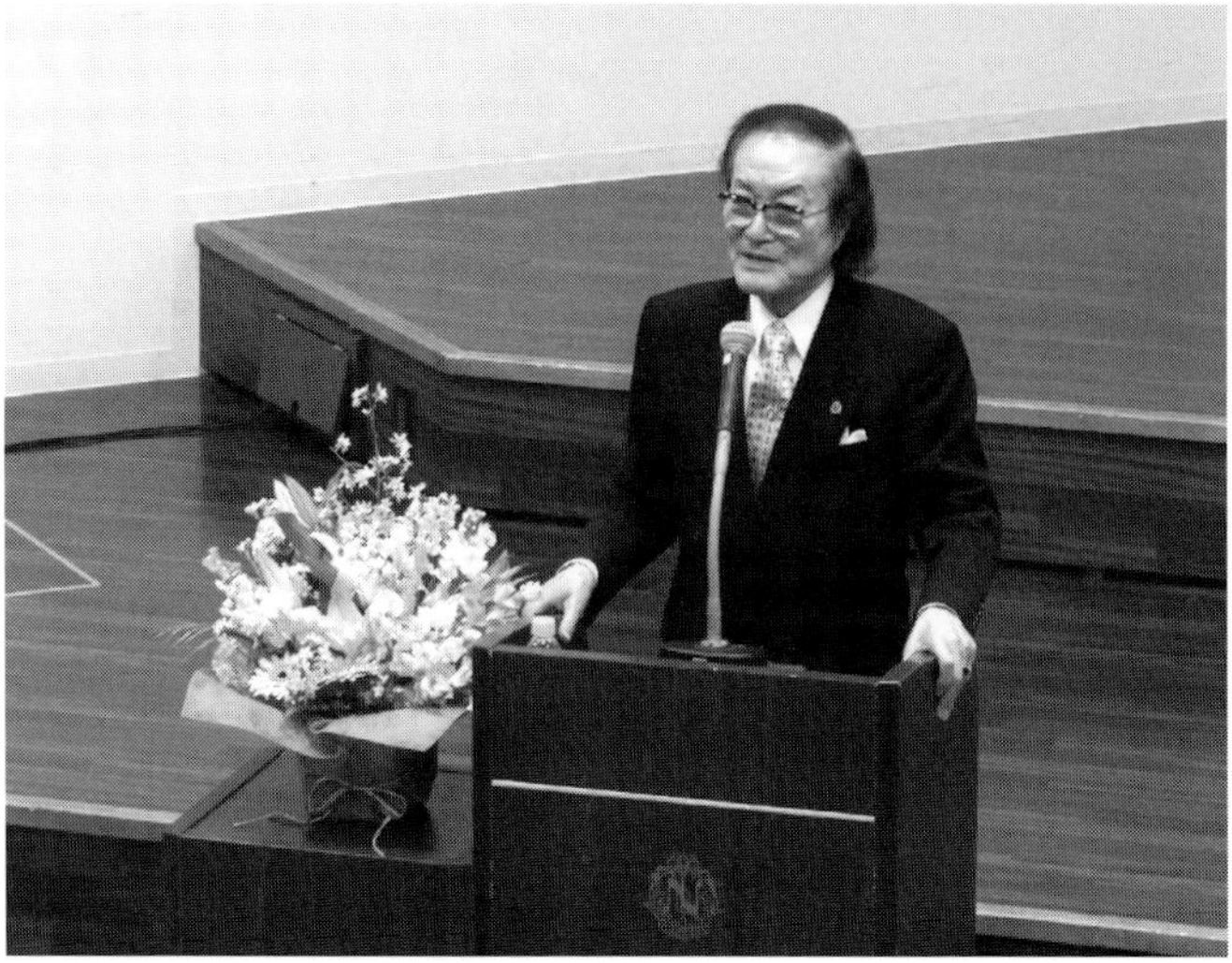

入学式

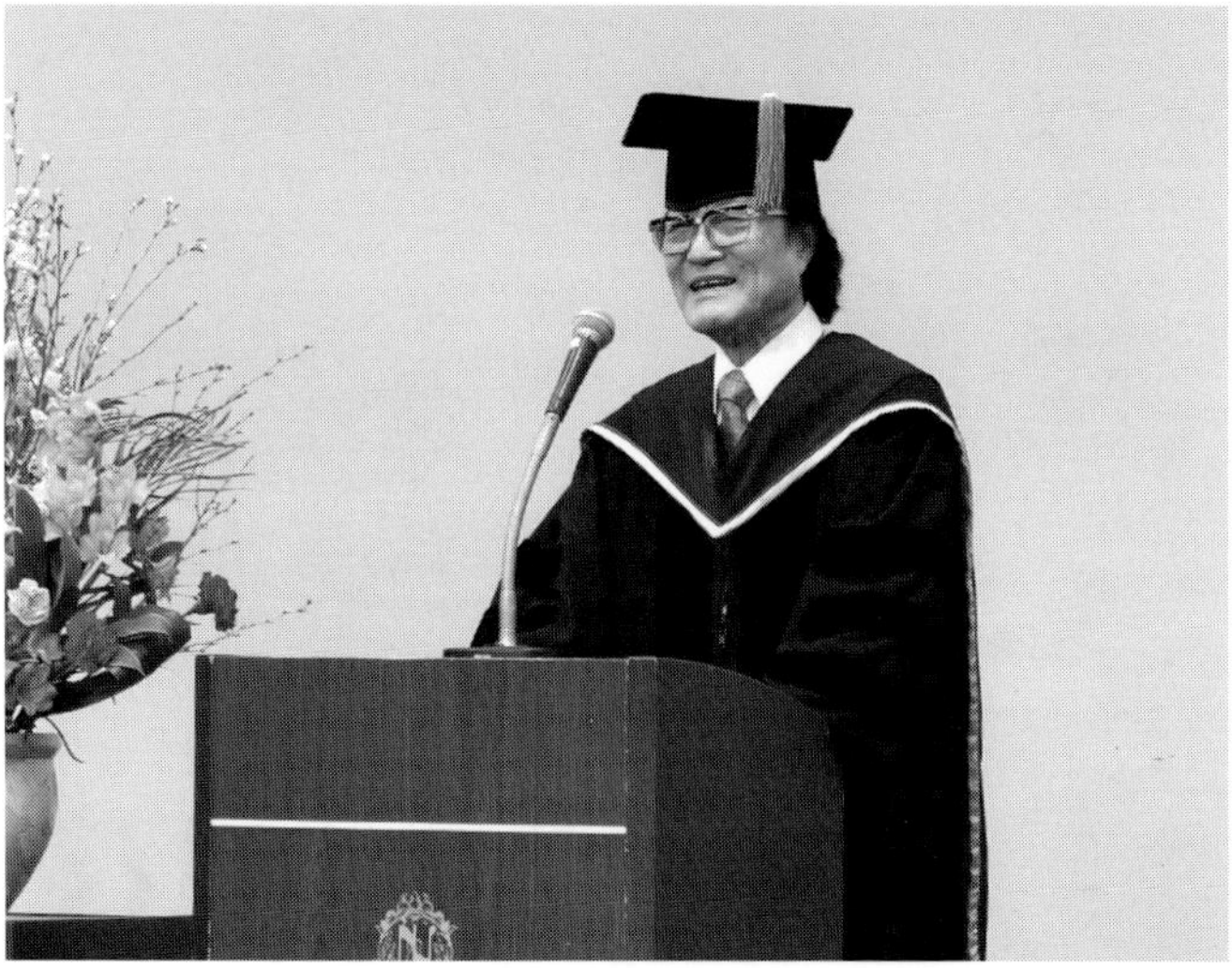

卒業式

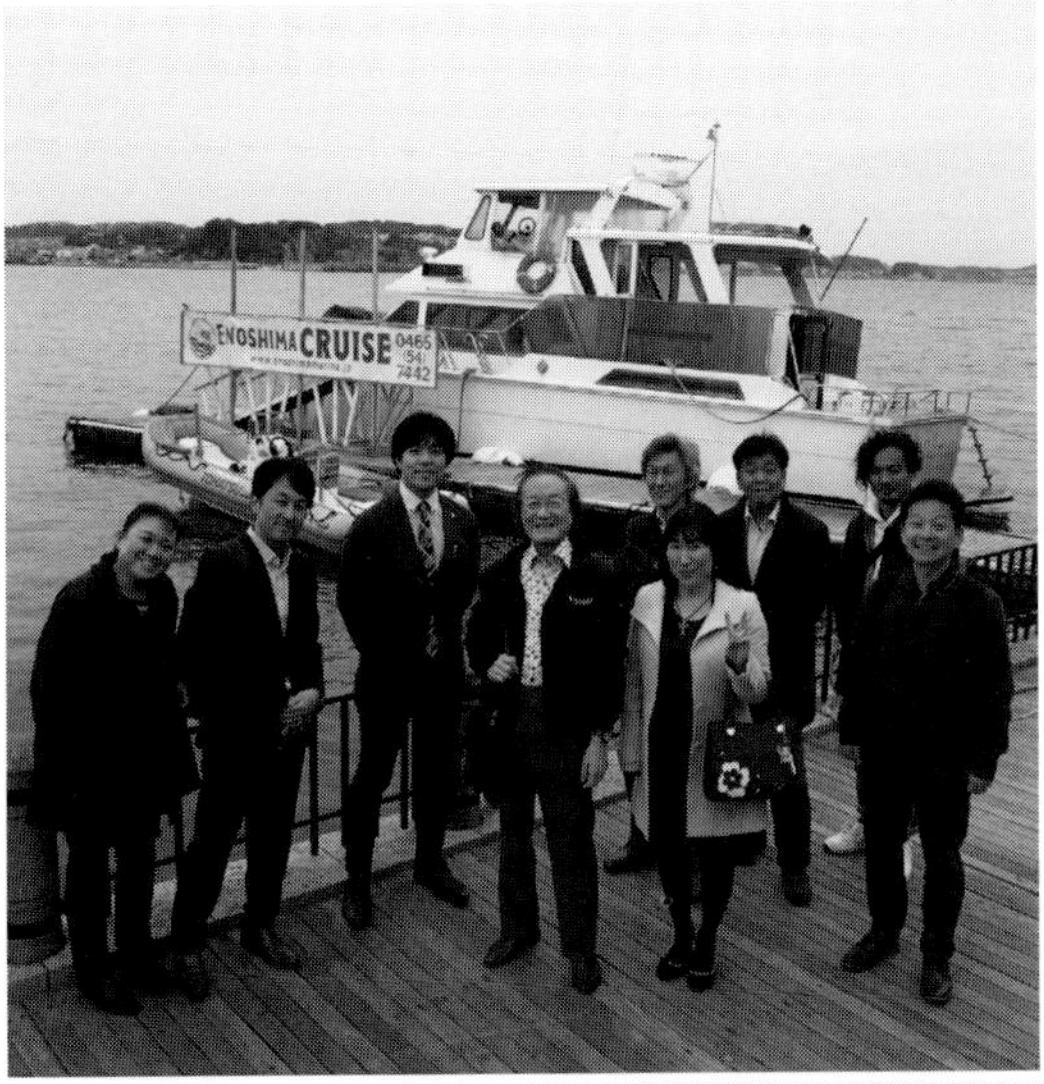

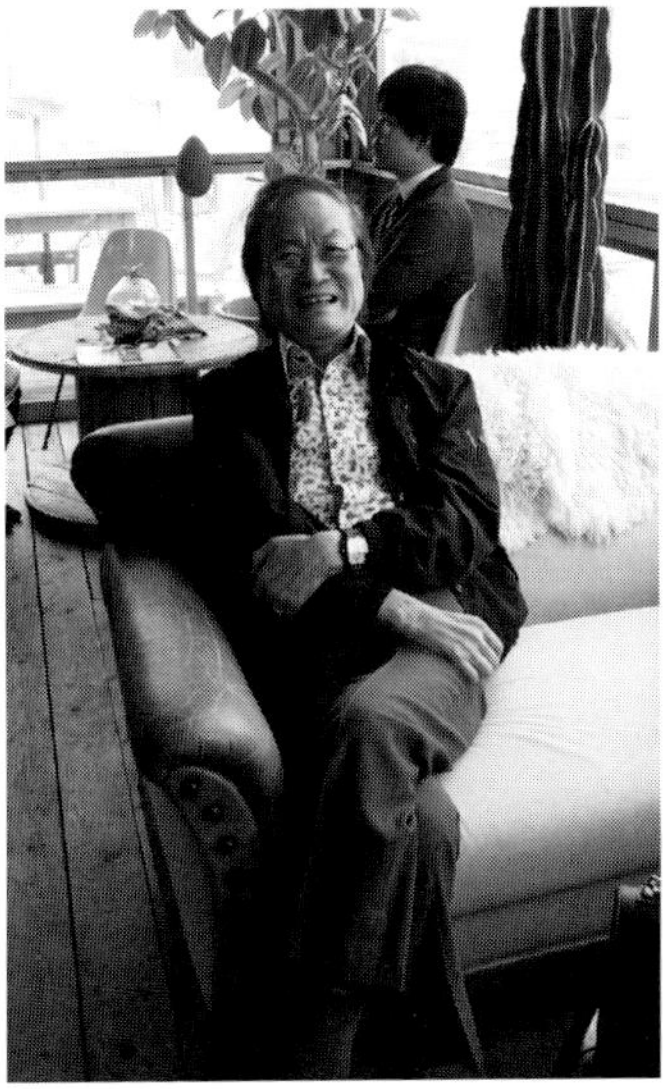

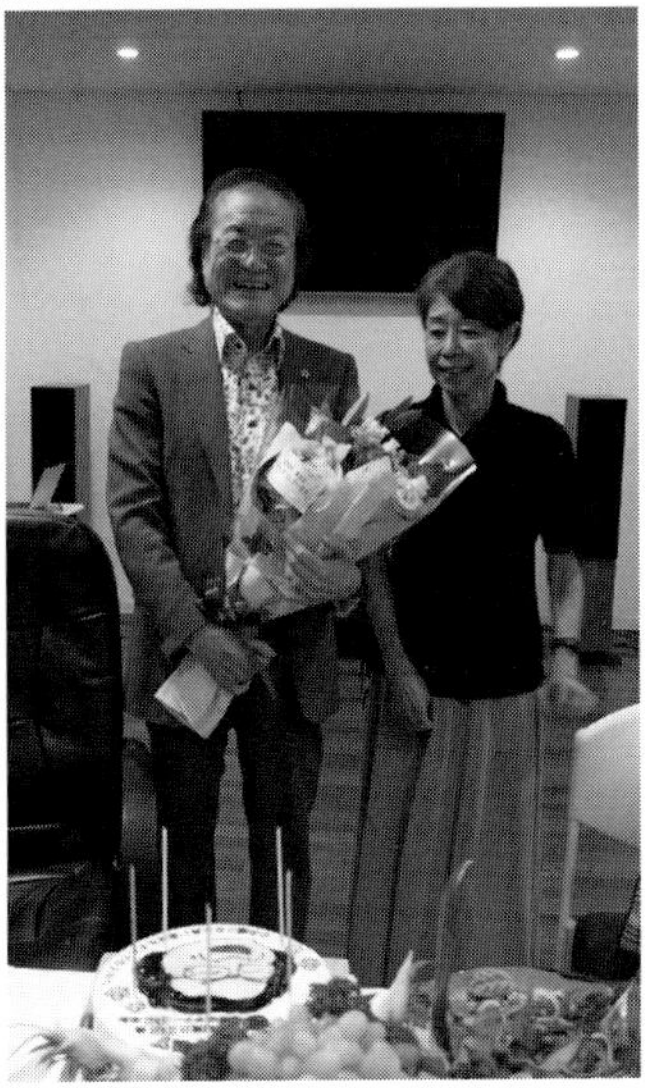

2019 年 4 月 創立記念日（85 歳）

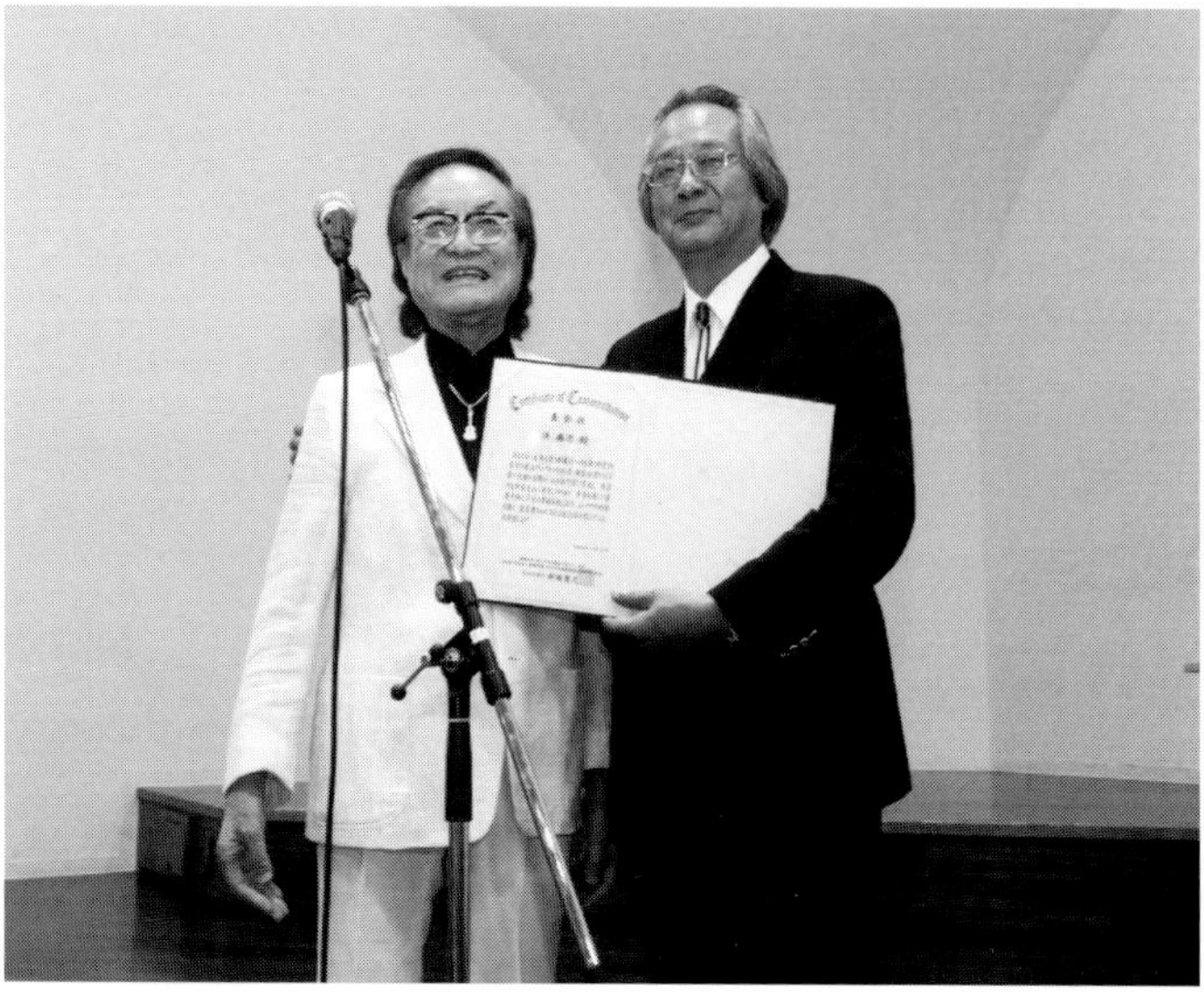

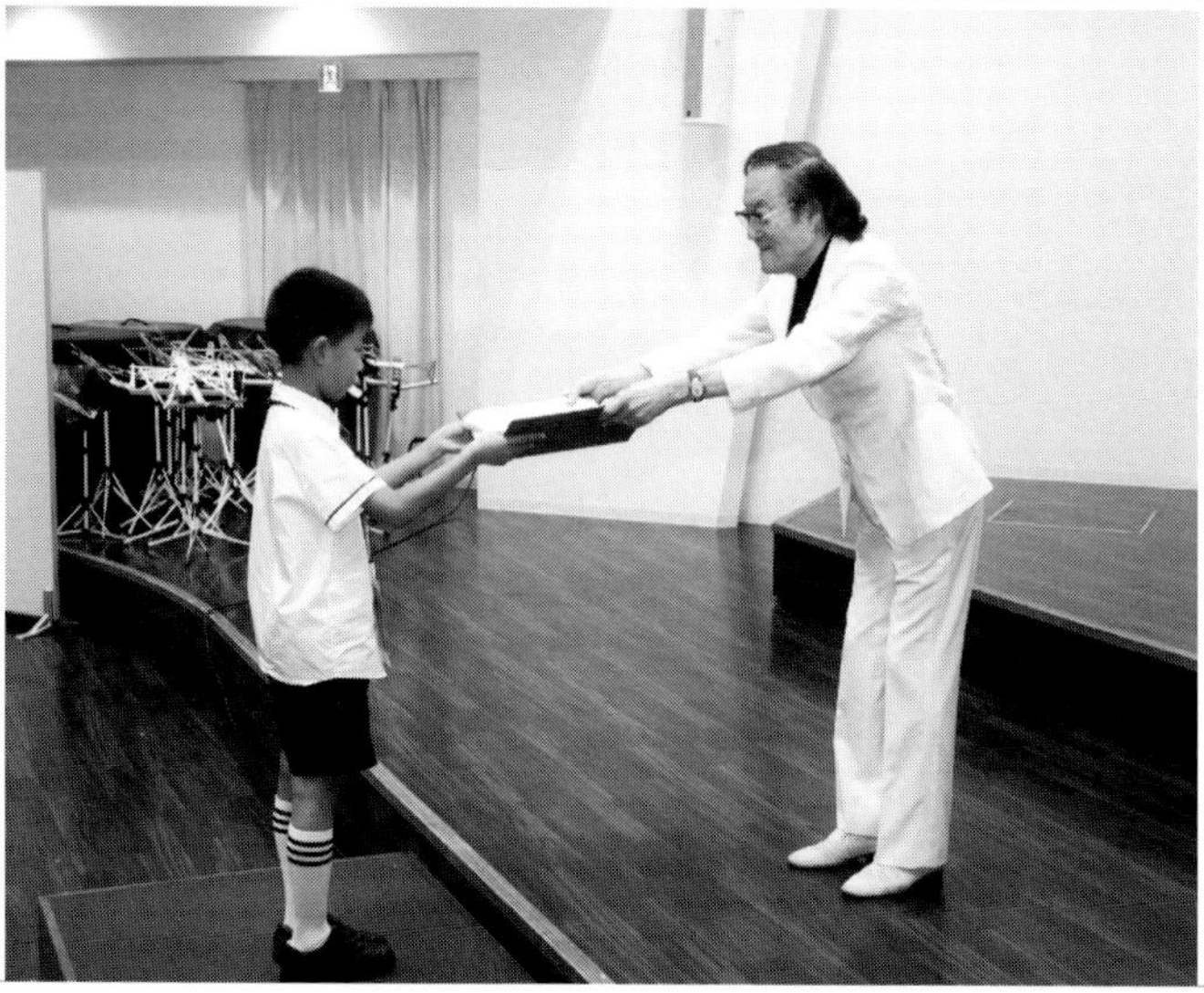

中国人のための講習会（上は洪再添氏）

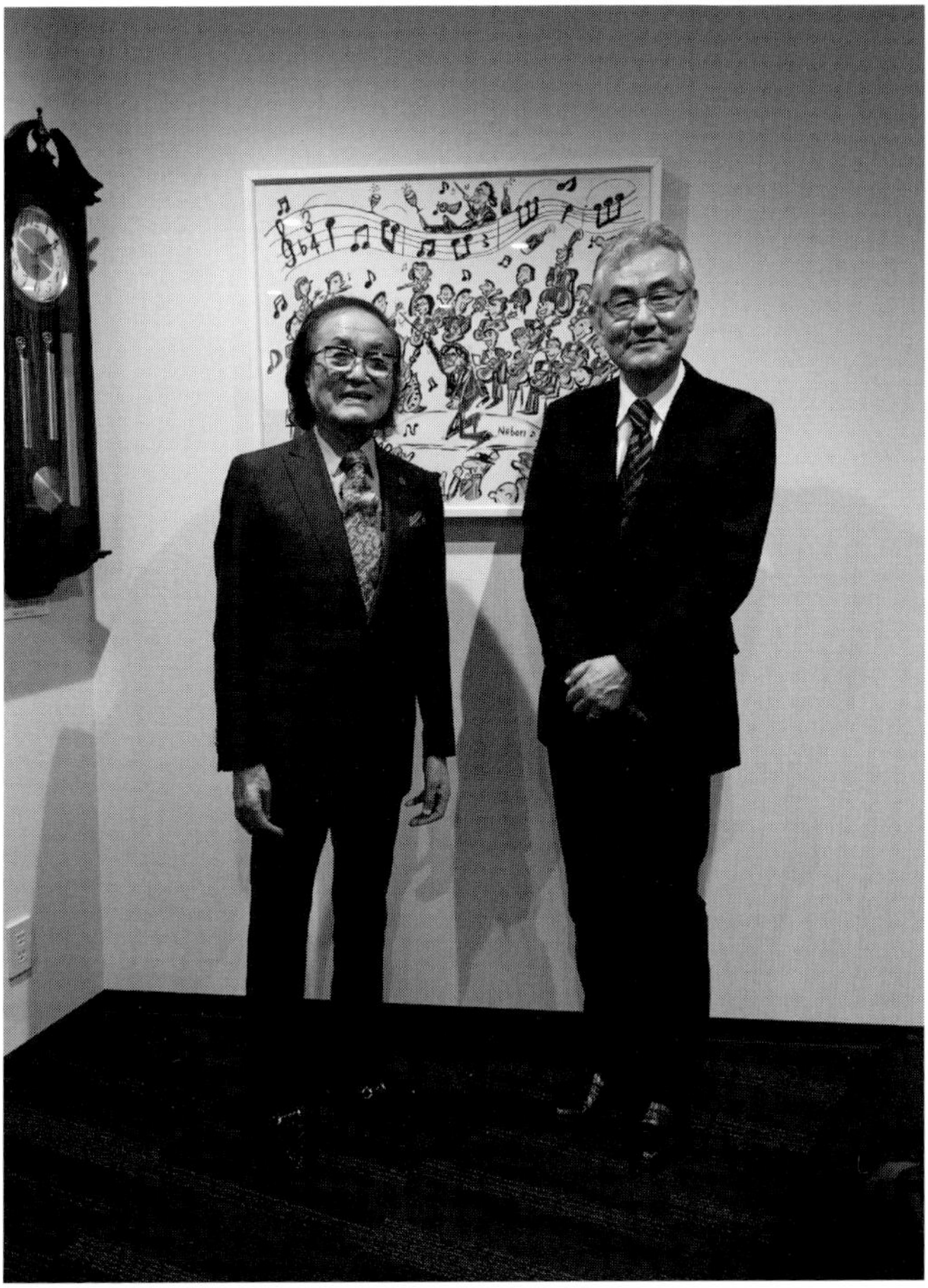

繁田雅弘（慈恵医大）先生（右）と筆者

執筆近影（学長室）

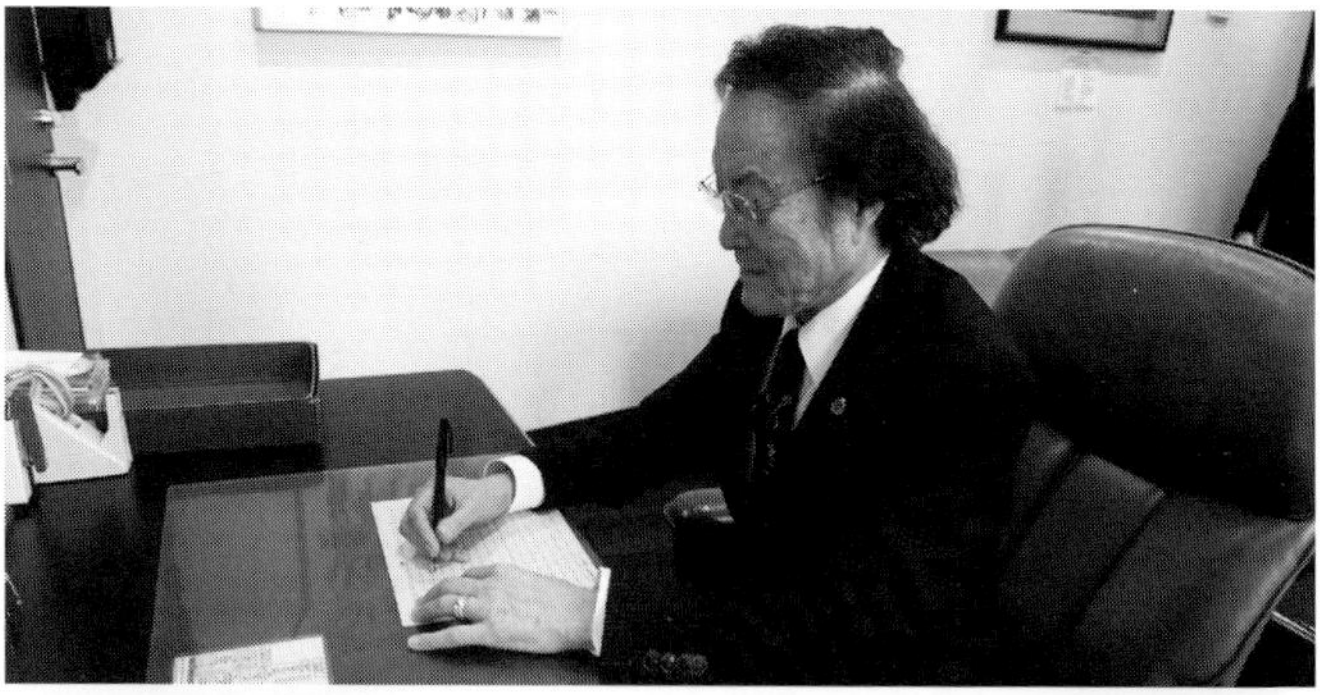

月刊ハーモニー誌通巻600号達成

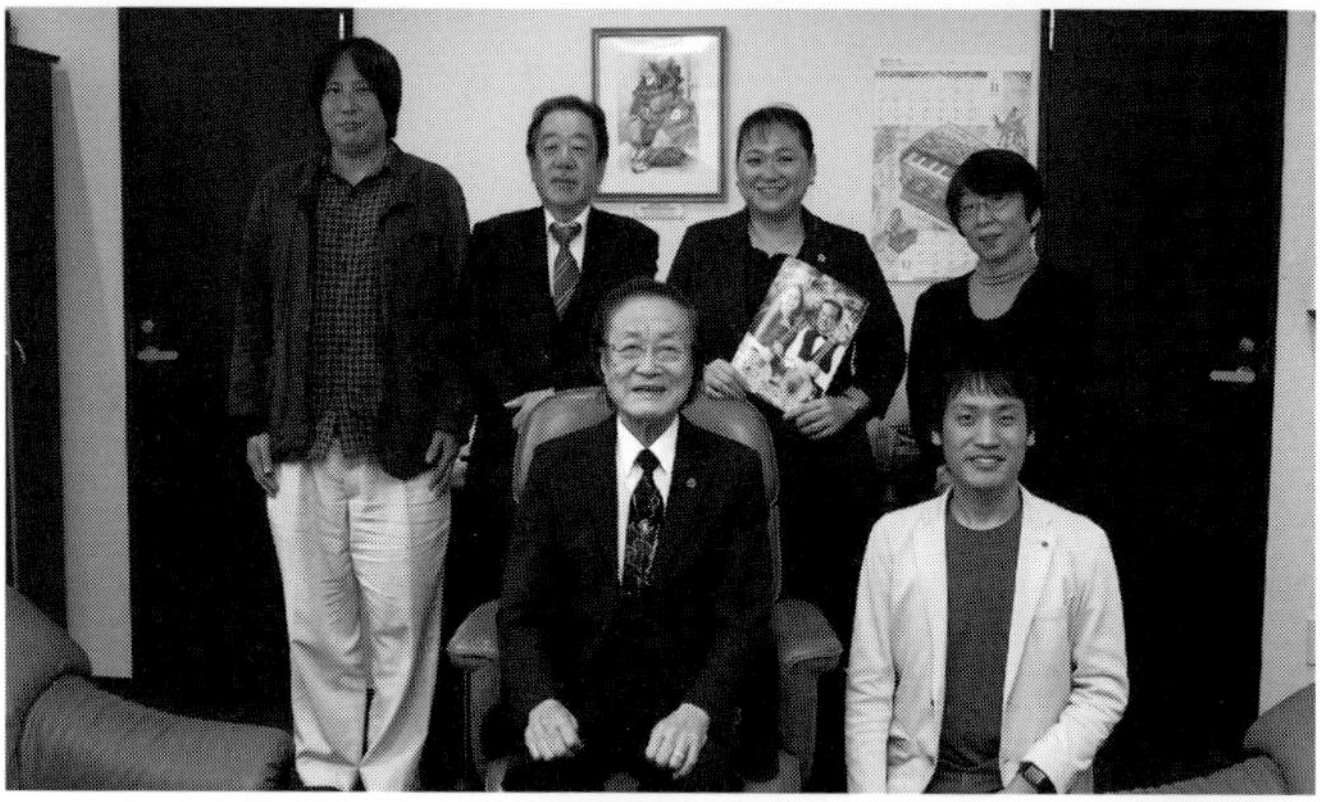

金沢市民ギターオーケストラ指導

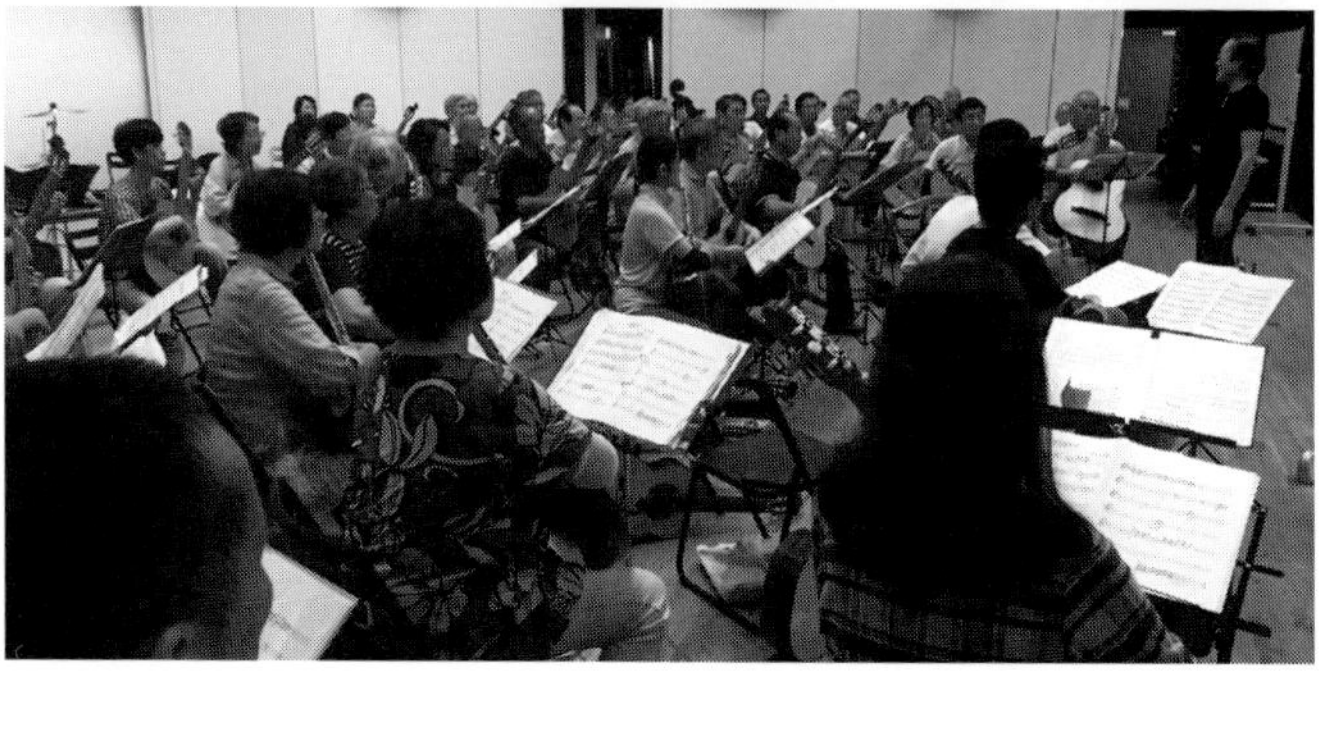

新堀式健康長寿シリーズ3

『健康長寿の維持』

私の健康長寿を維持する秘訣を大公開!!

新堀寛己

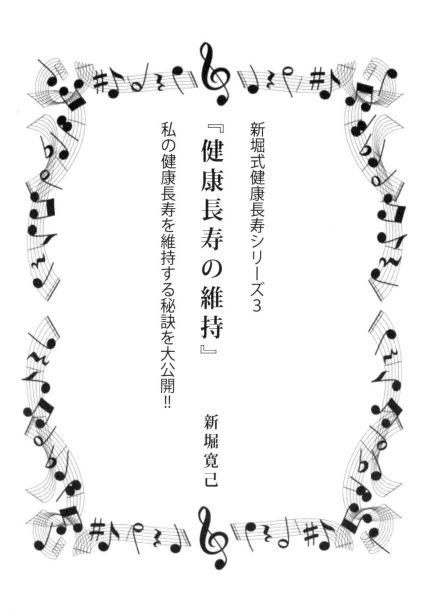

はじめに

本書を手にとってくださり、ありがとうございます。

現在、新堀寛己の湘南社からの著書では、３巻からなる「健康長寿シリーズ」を刊行しました。

第1巻の『健康長寿の秘訣』
第2巻の『健康長寿の実現』
第3巻の『健康長寿の維持』

２０１８年4月に出版した第1巻の『健康長寿の秘訣』では、私（筆者）が実践してきたダイエット方法。体重92キロのメタボ体型だった私が30キロの減量に成功し、60キロとし、それを30年間維持し続けてきた実話集です。

第2巻の『健康長寿の実現』は、私が健康な身体を手に入れた「新堀式ダイエット」方法について、自身の達成秘話に関して体験の一つひとつを書きあげました。そして、その実現に必要な他にはない「ミュージックセラピー」や「アロマセラピー」についてもお伝えしました。

第3巻本書の『健康長寿の維持』は、85歳の私が実践・体験を得て書くことのできた日常のさまざまなノウハウ。オシャレとセンス・中高年の身体整備術（高齢者のダイエット・体内時計・未病・究極のリラクゼーション等々）について述べました。

人生は、たとえ長生きできたとしても、健康でないといけません。それも幸福感に満ちた健康体で、それを維持した長寿となるのがいちばんの理想です。生きがいを感じ、幸せにイキイキと生活することの大事なヒントを、少しでも得ていただけることを願っています。

もくじ

第1章 「オシャレ」は健康維持のカギ

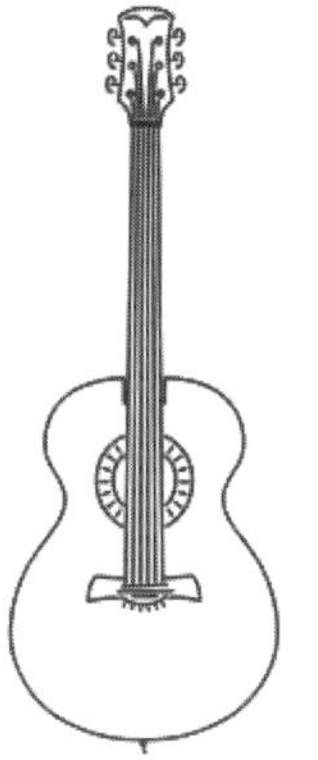

1．オシャレが身体と脳を若返らせる！

♪脳を嬉しくさせるポイント

「真の健康とは、心の健康にある」ということ。これは、私がこれまで何度もお伝えしてきたことです。そして、健康とは「心と身体のバランスがとれている」ということも何度もお伝えしてきました。第1章では、「オシャレ」が脳に与える影響について書きましたが、脳を嬉しくさせることこそ、「健康のカギ」だといえます。そんな「脳を嬉しくさせる」ポイントをできるだけ増やしていくことが大切です。

脳を嬉しくさせるポイントは人によって異なりますが、オシャレをすると、とっても楽しくワクワクしてきませんか？　ワクワクするというのは脳の刺激につながって、健康な身体を作っていきます。

自分自身だけでなく、周囲の人も楽しく嬉しい気分にさせるのが「オシャレ」なのです。私は、健康的なダイエットによって、理想体型を維持できるようになったことで、よりオシャレを楽しめるようになりました。

この本では、〝オシャレと音楽と健康長寿の関係〟について書いていきます。ひと言で言うと、〝高齢者ほど音楽とオシャレを楽しみ、その幅が広い〟ことを皆さんに知っていただきたいのです。

♪オシャレが健康長寿維持の大元

男女の生物学的違いはあるにせよ、その生活習慣も健康長寿に影響を与えているのは確かでしょう。たとえば、女性はコンサート等にも男性より多く出掛けます。こうした事実からも、女性は仕事以外にも興味を持ち、人生を積極的に楽しんでいる様子が伺えます。

新堀ギターに目をやれば、子育て中の女性職員も元気に活躍しています。世界に誇るあのＮＥ（新堀ギターアンサンブル）もついに一昨年、女性の方が多くなりました。60年の歴史をつなぐドリマーズⅢ世も、またＴｗｉｎｋｌｅ（トゥインクル）も、フレッシュなＢｅｌｅｚａ（ベレーザ）やＳＷＡＮ（スワン）も皆、女性を中心としたグループです。それならばと男性らしさを強調したＤＡＮＲＯＫ（男性六重奏団）を発表

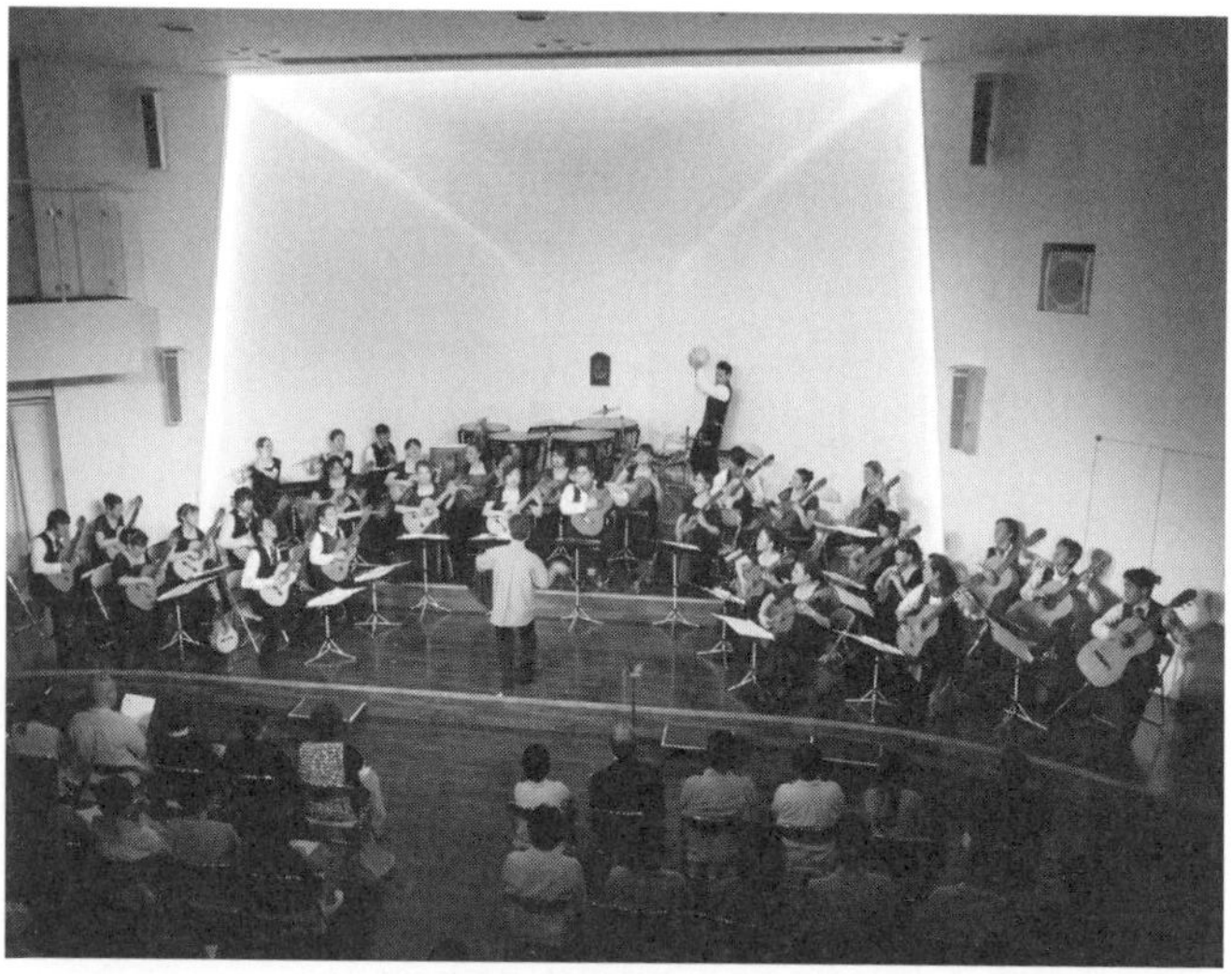

NE（新堀ギターアンサンブル）

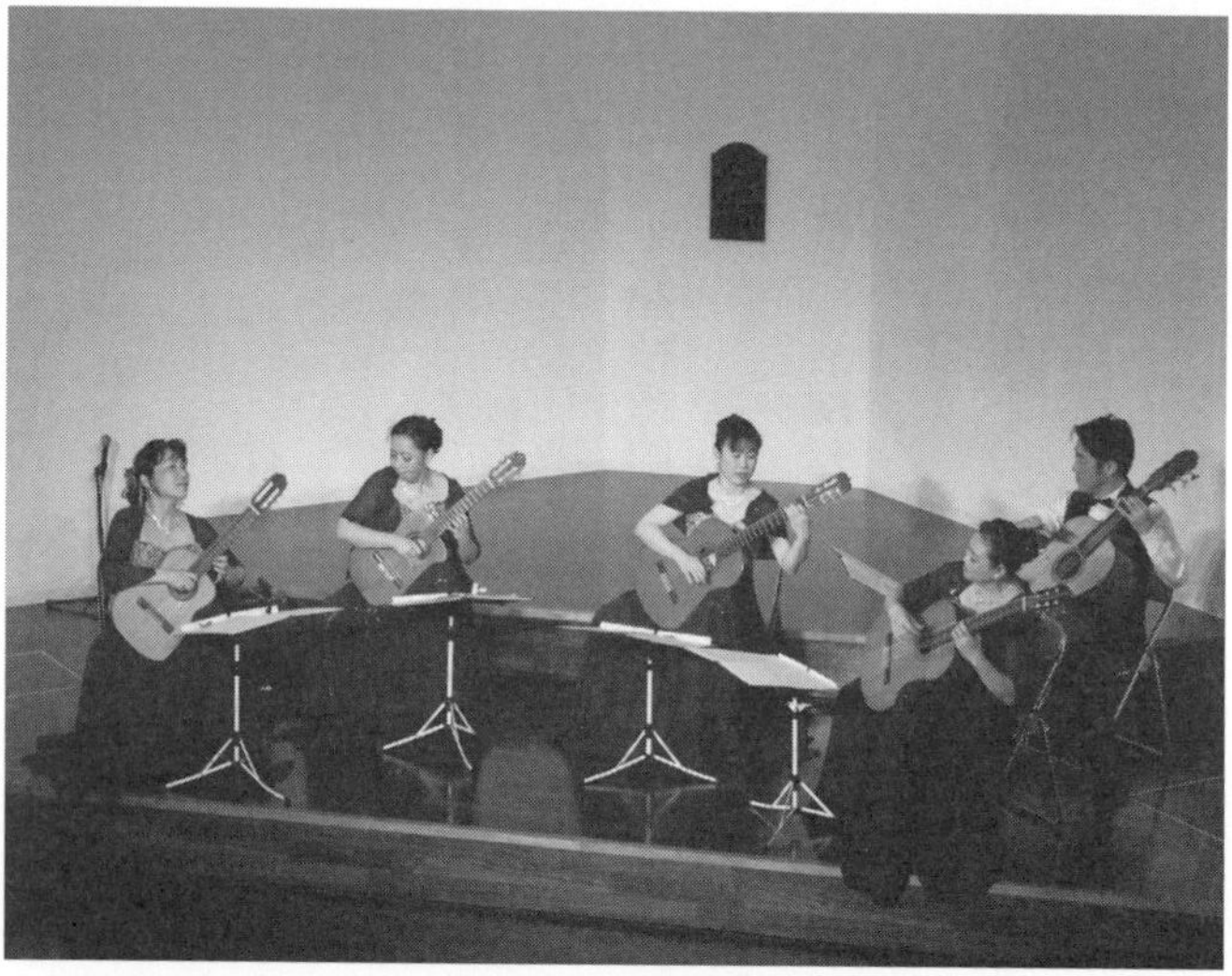

DⅢ（ドリマーズⅢ世）

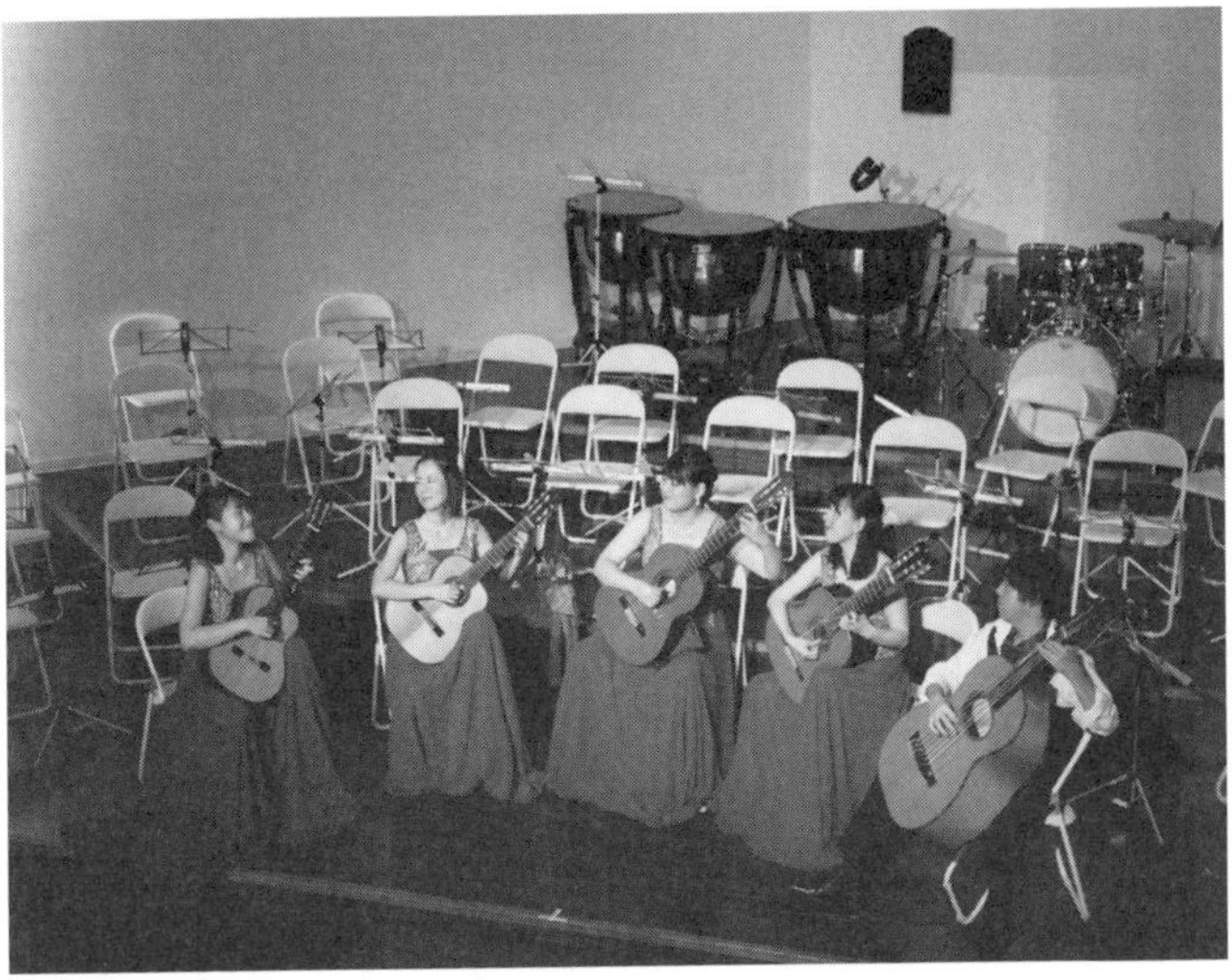

Twinkle(トゥインクル)

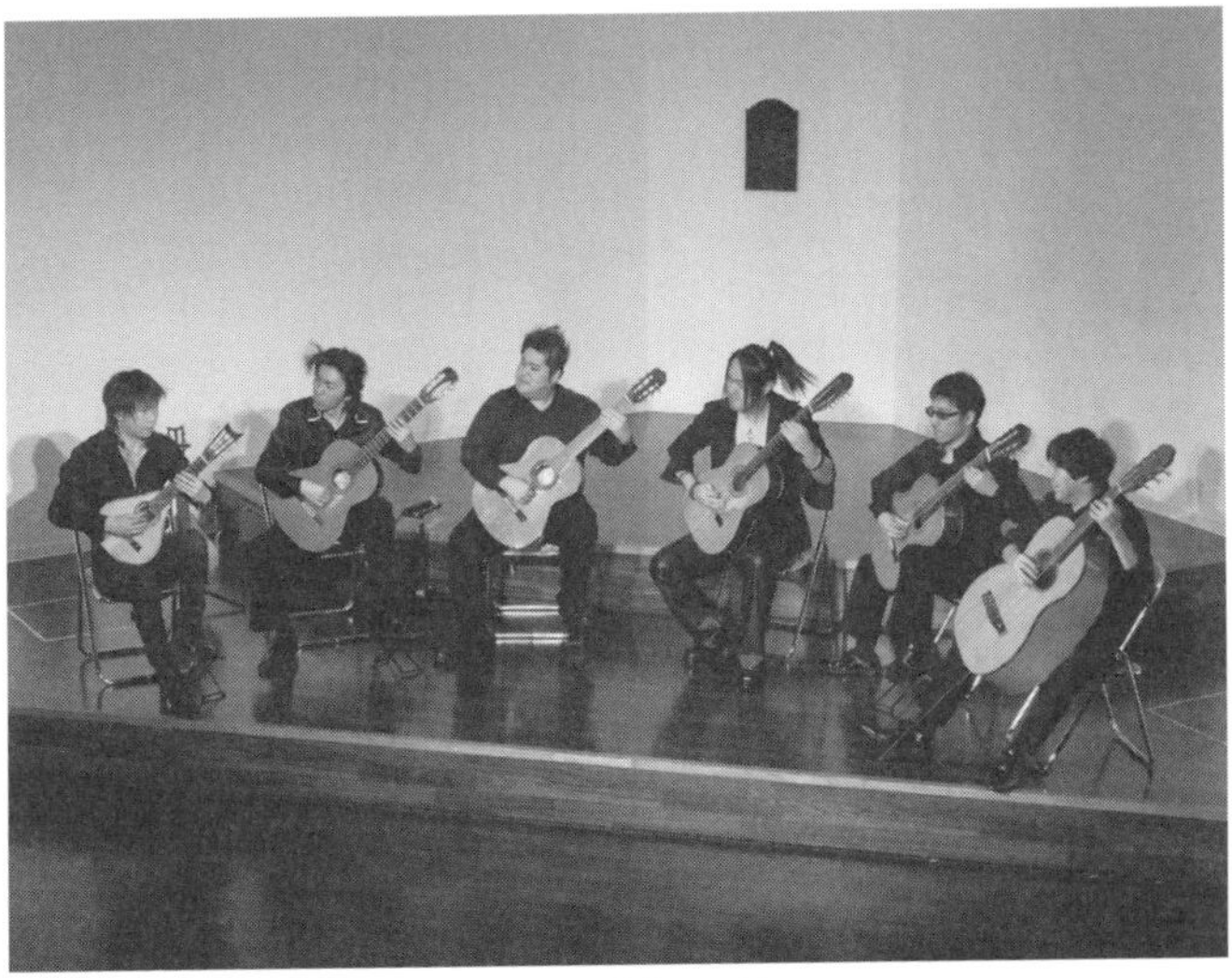

DANROK（ダンロク）

したとたん、なんと熟年の女性達のファンがまっ先に多く生まれて驚いています。俗に、女性は花嫁さんの時が生涯で〝最上に美しい〟と言われていますが、女性奏者の皆さんは、輝くばかりの美しさをステージで１００回も５００回も……何度もお披露目できています。

またステージに立ち続けている奏者は、見た目も実年齢より10歳も20歳も若く見えるのです。いや見えるばかりでなく、あきらかにアンチエイジングしていると言えるでしょう。女性にとってこんなに素晴らしい環境はめったにありません。

♪オシャレ&音楽が健康長寿を生む！

こうしたことから、〝オシャレ&音楽が健康長寿を生む！〟という事実に気付いたのです。

日本のデパートを覗いてみてください。不動産価値が最も高い1階には何が並んでいますか？　それは女性のファッションやコスメです。女性のオシャレをテーマにしたお店がズラリと並んでいます。

先日、横浜でも大規模な店舗を誇る「そごう」にでかけたのですが、1階から4階までは婦人服中心の売場で、紳士服売場は5階まで上がらなければありませんでした。恐らくイタリアのデパートでは考えられないことでしょう。

なぜこのような状況を生むのでしょう。それは、デパートを訪れるのは女性が多く、男性が少ないという事です。それこそ平均寿命9（女性）：1（男性）でも理解できるように、日本女性はオシャレに気配りをしている人が非常に多いといえるでしょう。これこそが〝世界一の長寿〟と大いに関係があるようです。

〝オシャレ〟は、外見はもちろんのこと、気持ちや精神面にも影響を与えます。役者さんも、

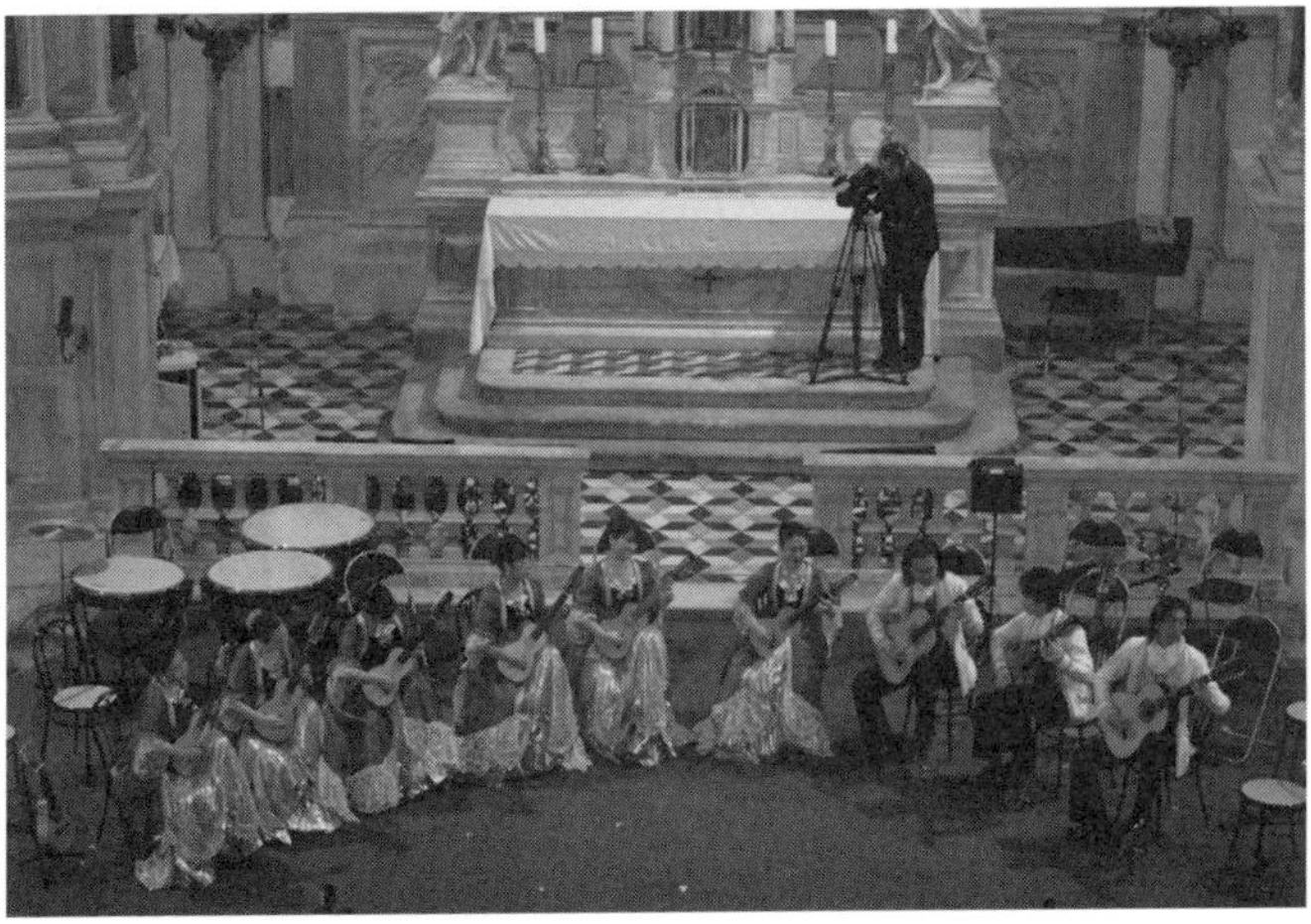

Niibori オリジナルのチェンバロギターアンサンブル（女性中心）於：ヴェネチア

名優さんほど衣装を着ただけでその時代に瞬間に移り、立ち居振る舞いまで、瞬時にその人に成り切ってしまうそうです。

♪ 着るもの身につけるものが影響を与える

音楽に携わる私達も、ステージでは代表的な燕尾服を着用しますが、たとえばハッピに着替えたとたんに、本来の日本人になることができます。

演奏者や俳優業でなくても、私達は毎日、着るものや身につけるすべてのものから影響を受けたり、他の人に影響を与えたりして、密接に関係しています。

オシャレを10年続けた人と、無関心に近

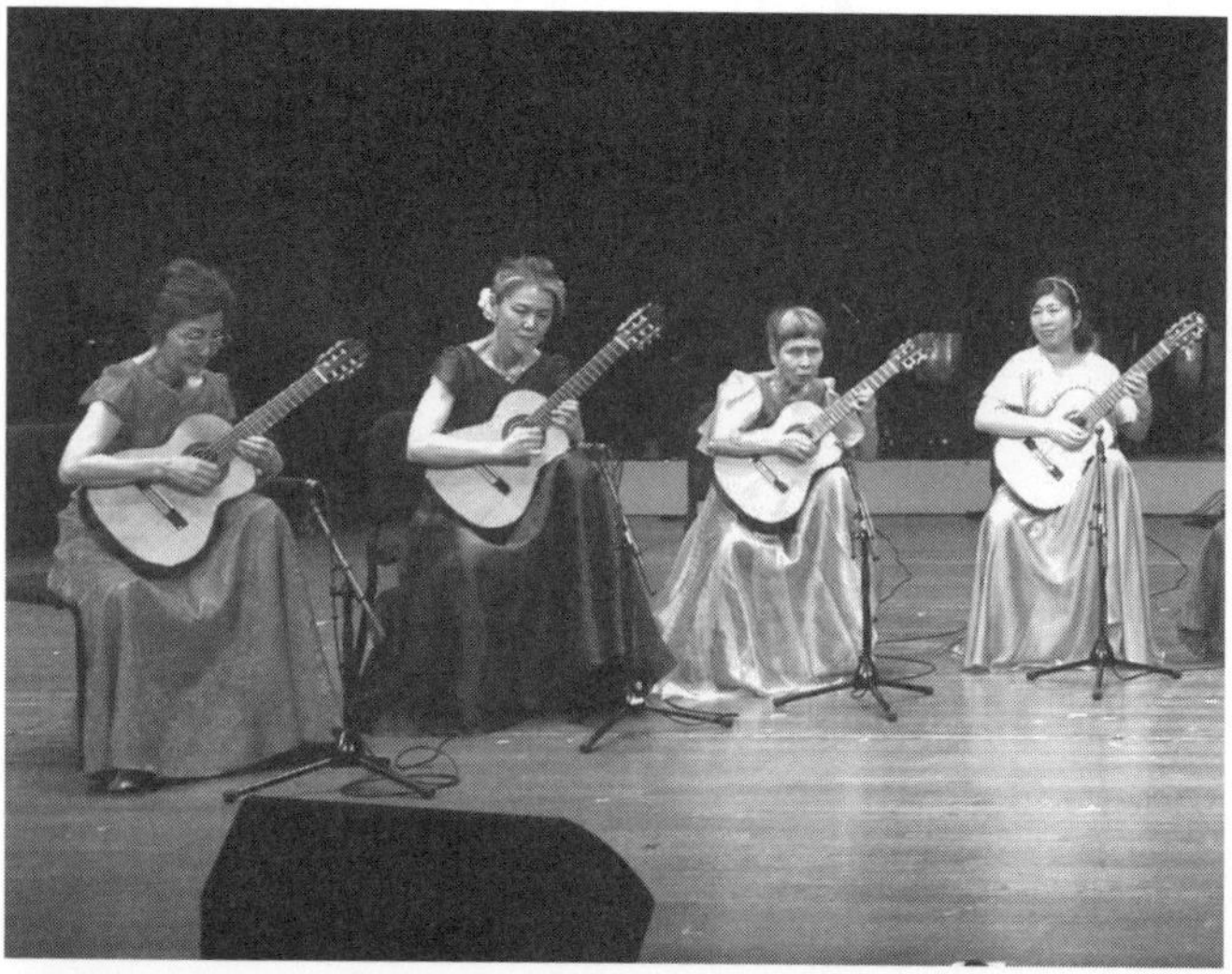

年齢を重ねてもオシャレが楽しめるステージ。国際新堀芸術学院東京校（第2部）生

い状態で過ごした人との差は、ルックスだけでなく、人柄を表わす動作、立ち振る舞いにも大きな差が出てきます。

もっと言うと、あなたの今の姿、家庭も職場も人間関係も健康状態も、結局はすべてあなた自身が作り上げたものです。デスクの引出しの中も本の並べ方も皆、あなたの脳の中にあるものが表われているのです。つまり〝快適に健康に過ごそう〟と思えばそうなるし、〝どうでもよい〟と思って過ごせば、その範囲内になるというわけです。心が影響しているのですから、そうなるのは当然なのかもしれません。

♪ 34歳の時より85歳の今の方がオシャレ

私自身を振り返ってみても、34歳頃の92キロの体重・体形の時代は、２０１９年59キロの今のように、〝オシャレですね～〟と言われた記憶はありません。

30歳代の時よりも、現在の85歳の方が、オシャレに気配りし、センスが良くなったのだと思います。オシャレをして、それが習慣化すると楽しさが増して、脳がとても喜びます。

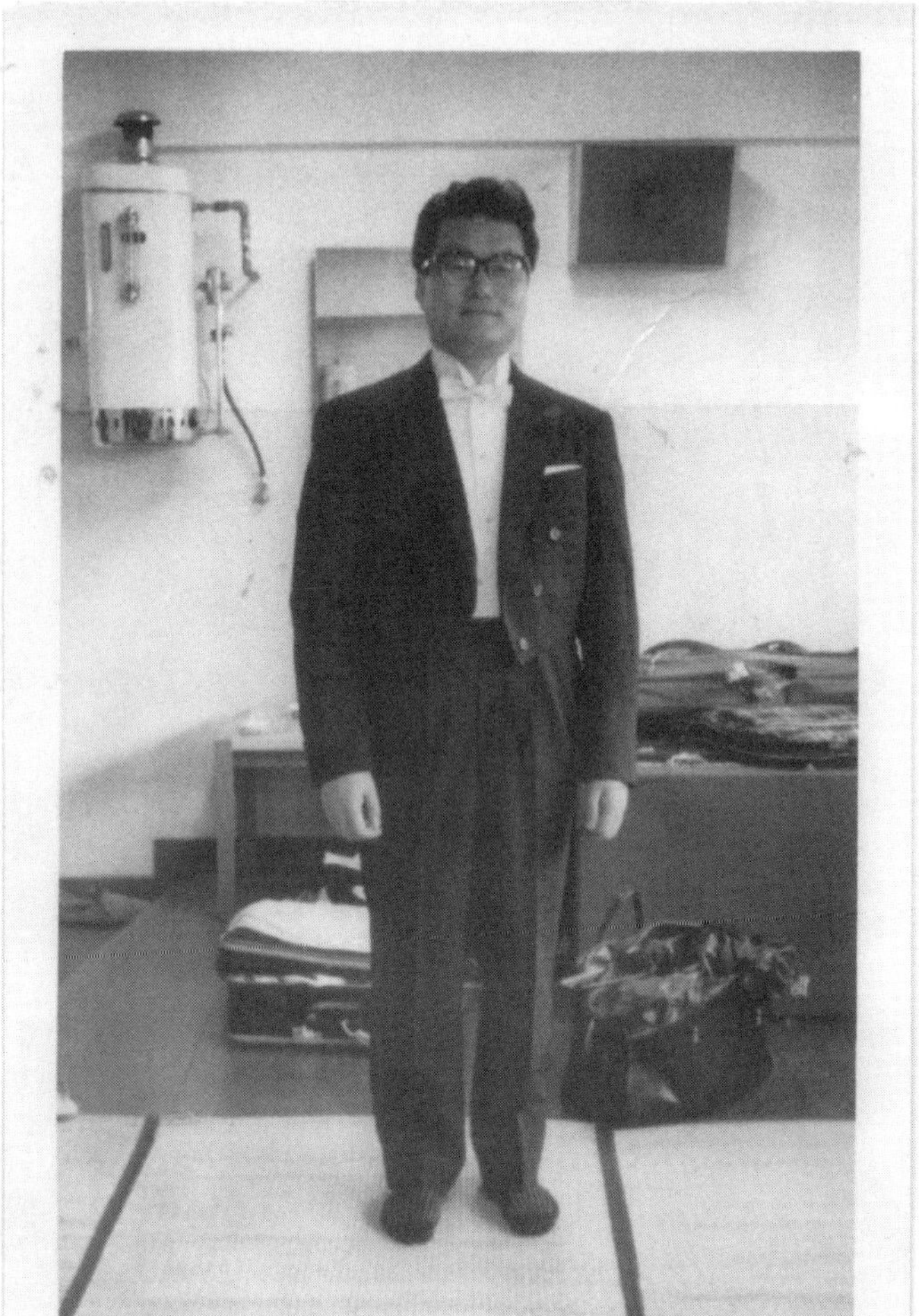

筆者 33 歳 92kg（1967 年 秋田県民会館楽屋で）

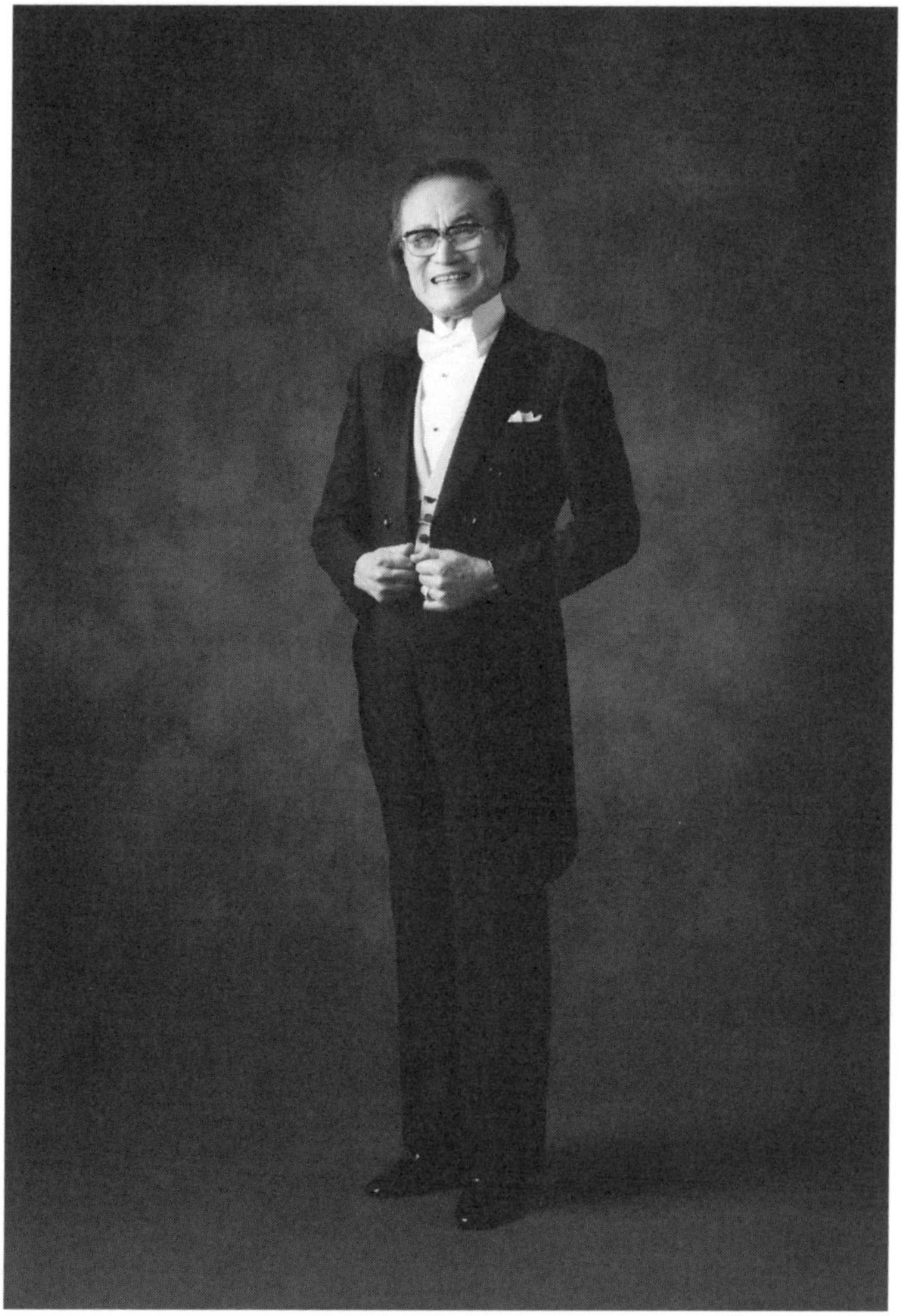

現在の筆者 85 歳 60kg

さらに、心の糧になる音楽がそれを倍増し、プラスのホルモンも出て、ますます元気になります。まさに〝オシャレ〟と〝音楽〟は、高齢者ほど心から楽しむことができて、健康長寿に欠かせない要素といえるのです。

本校には、中高年の方が多いのですが、演奏しているときはみなさんキラキラしています。発表会のときは、ドレスアップして生き生きとステージで演奏していきます。皆さん、本当に若くて美しい!! これはギターオーケストラのフルハーモニーの4000ヘルツの響き、そしてオシャレが健康維持と大きく関係しているといえるのではないでしょうか。

2. 長寿世界一の日本女性がお手本

♪ 平均寿命世界一が続く日本の女性

平均寿命世界一を何年も続けている日本の女性はスゴイですね。日本の男性の平均寿命は世界2位から6位を行ったり来たりです。それにしても、世界全体を見ても、女性の平均寿命は男性より5～6年も長いのです。どうしてでしょうか。

２０１９年6月11日に行なわれた「他阿真円上人の１００歳を祝う会」で、黒岩知事さんが〝１００歳の誕生日を迎えられる日本人の男女の比率は、日本全体では男性1に対して女性9ですが、神奈川県は2対8です〟と述べられていました。

神奈川県の男性は、全国平均よりも長寿という事です。この事実に新堀ギターの本部（神奈川県藤沢市にあります）がどの程度、力になれているでしょうか。調べてみたいところです。

♪ 毎日どんな服装にするかを考える

ではオシャレの第一歩を述べてみましょう。最初に、今日はどんな日で、自分がどのような服装をすれば、周囲の人がニッコリするかを考えるところからスタートするのがコツです。

冠婚葬祭の時はわかりやすいと思います。フォーマルウェアというほぼ決められた定番の服装があるので、それに従えば良いのです。ただ、このような冠婚葬祭の時に着る服は、出番以外、クローゼットの中にしまわれているのが残念です。普段から着るほうがいつでも引き立つオシャレができます。たとえばスーツだったら、上下を別々にして、それぞれを他の服と組み合わせれば、コーディネートの幅が広がります。

女性の場合もそうです。非日常の空間に積極的に出かけ、普段着でない服を楽しむ場を広げてみてください。演奏者達が正装をしているコンサートやフォーマルな雰囲気が漂うホテルでのパーティー、黒服の人がサービスをしているようなレストラン、日本伝統の歌舞伎などに出かけるときは絶好のチャンスです。ワクワクドキドキして気持ちが盛り上がること間違いなし。大いにオシャレをしてお出掛けください。

♪ 日本人男性もオシャレに目覚めよ！

世界一長寿の日本女性は偉大な存在です。おしゃれな女性たち。そして、男性たちも高評価を得られる素敵なオシャレをすれば、互いに脳が喜び、刺激しあい、よいホルモンが出て、心身が活性化＝若返りでき、必ず「長寿道」に入れるでしょう。高齢の男性ほど大きな効果があるという事も、経験上から断言できます。

私は、長い間オシャレを楽しんできましたが、オシャレと一口に言っても、年齢によって変化することがわかってきました。若い頃のオシャレと歳を重ねてからのオシャレがあるのです。つまり、高齢者ほど、幅の広いオシャレが楽しめるということです。

大半の日本男性、特に高齢者でオシャレに目覚めている人は、残念ながらまだ少ないようです。少し前の日本人は、帽子やステッキ、靴など、外出の際は身だしなみにとても気を使ったものです。和服姿を粋に着こなす男性も多く見られましたが、年月とともに、簡単に着脱できるラクな服装へと移行してしまいました。

ですからある意味、今がチャンスです！　オシャレな日本の中・高年の紳士は、ひと際、目を引くでしょう。

3. 年齢を重ねるほど男女ともオシャレが楽しめる

♪息を呑むほどダンディな高齢男性

先日、コンサートの後に、ふとプレリュード（藤沢のライブ館のライブバー）に寄ったところ、「やあ、先生しばらく〜！」と元気な声がかかったので振り向くと、控え目な茶系の服装を見事に着こなした知り合いの高齢男性がニッコリ笑いかけてくれました。息を飲むほどダンディでオシャレでした。帽子は薄茶で、やや斜めにかぶり、ジャケットは同系統の濃い茶色、ポケットチーフは艶のあるベージュ。シャツはさら

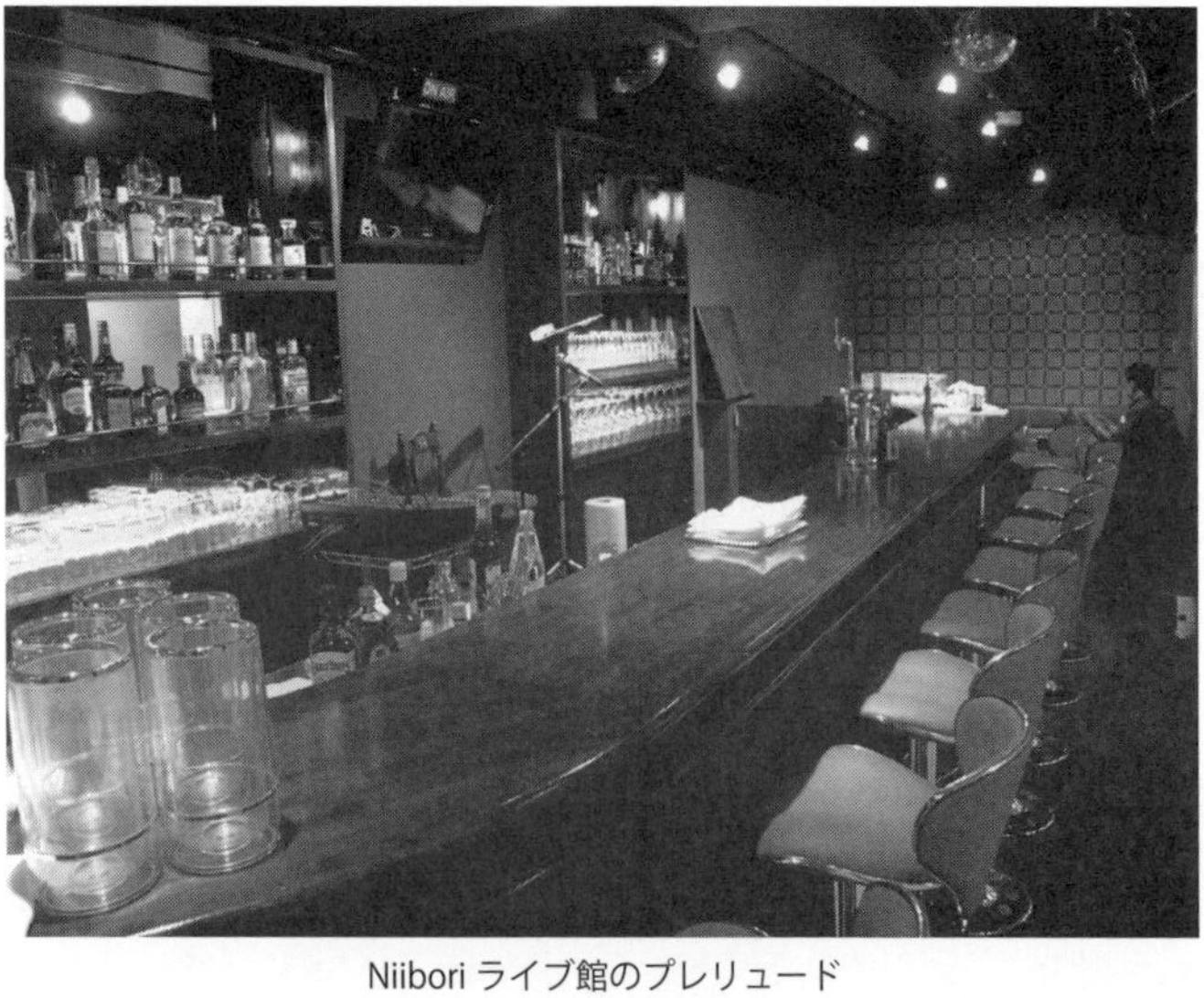

Niiboriライブ館のプレリュード

に濃い茶色、襟はやや高めの丸角、ズボンは細目、スッキリデザインの靴。声とアクションはA級、服がオシャレの中心なので、アクセサリーはゼロ。しかしジャケットのボタンは輝き（目立つ）、ボタンホールが1カ所だけ強いライト色がニクイ……。

これを見て瞬時に思いました。「ある程度、年齢を重ねた男性の方がオシャレの幅が出せるなぁ〜」と。もし彼が高価なリングを付けていたとしても、引き立つ事はあっても失敗にはなりません。しかし、それがもしも若者であったならば、浮いてしまう恐れもあるかもしれないと思いました。

♪おカネをかけずにセンスを磨くコツ

オシャレをする際に気をつけたいのは、高価なものを身に付ける時です。身につけて出かけるのは嬉しいものですが、いくら値打ちがあっても、自分からそのことについて話題にするのは無粋です。ジャケットをポイントにしたいのなら、靴や小物類は徹底的に抑えましょう。ネックレスを中心にしたいのなら、決してリングを目立たせてはいけません。「さりげない1点主義」を心がけるのがコツです。特に男性が指に

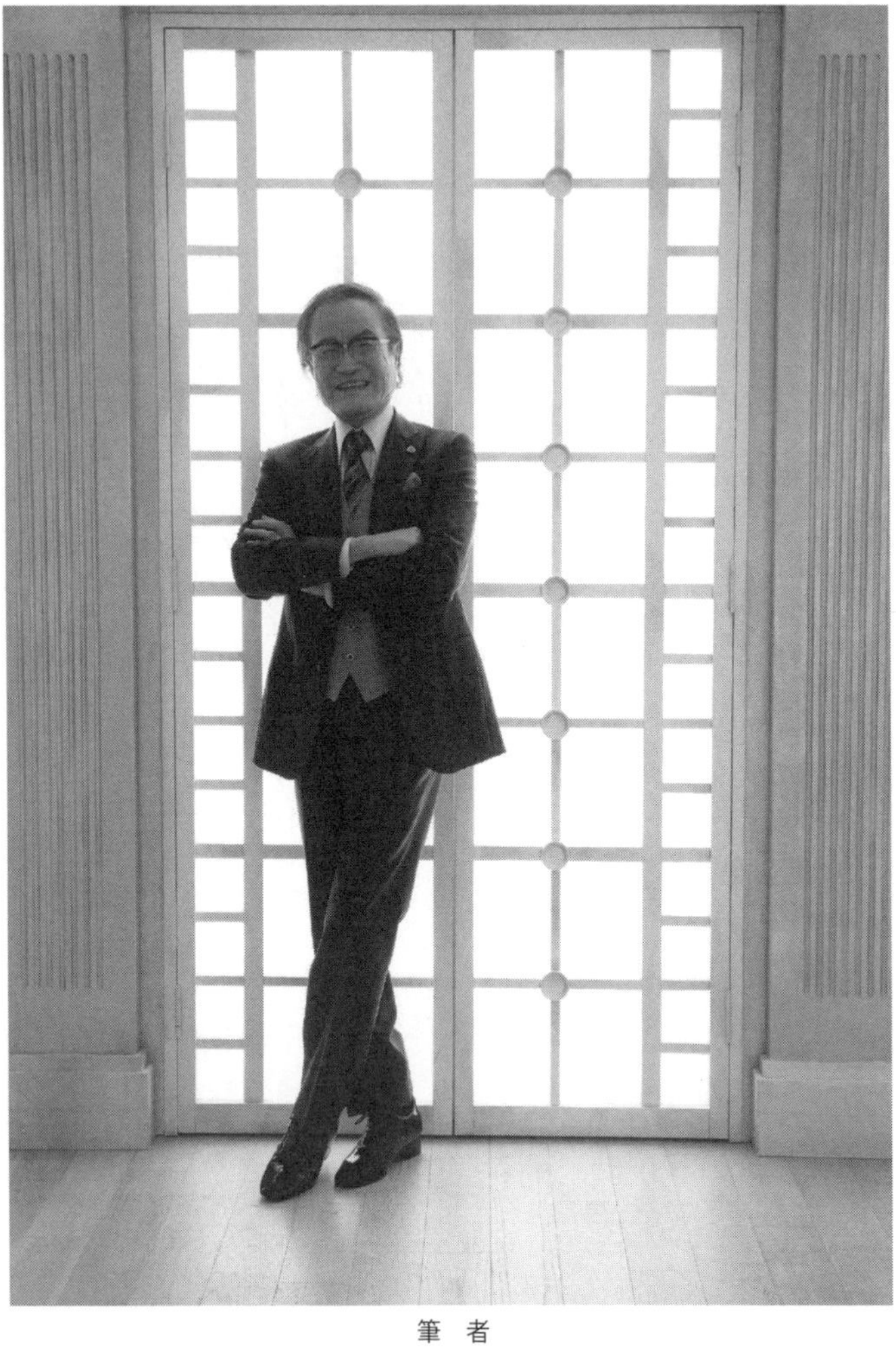

筆 者

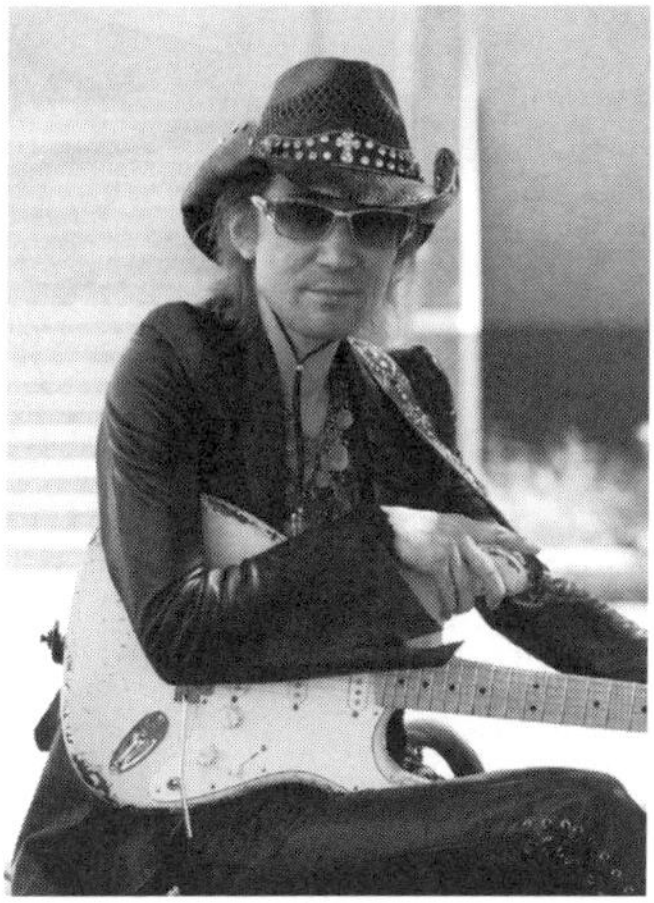

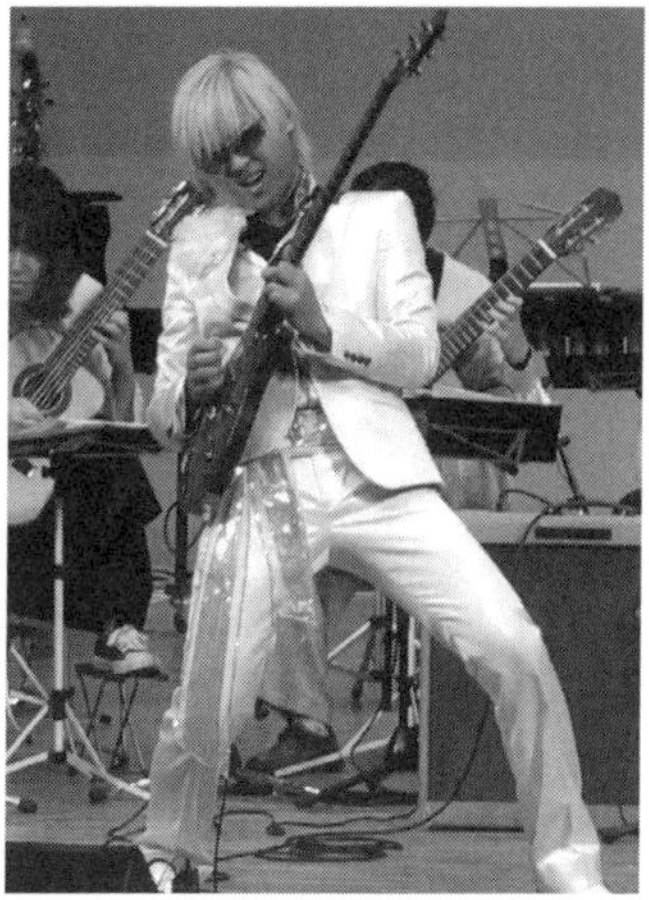

三島大介さん　Niiboriの先生　中津海さん

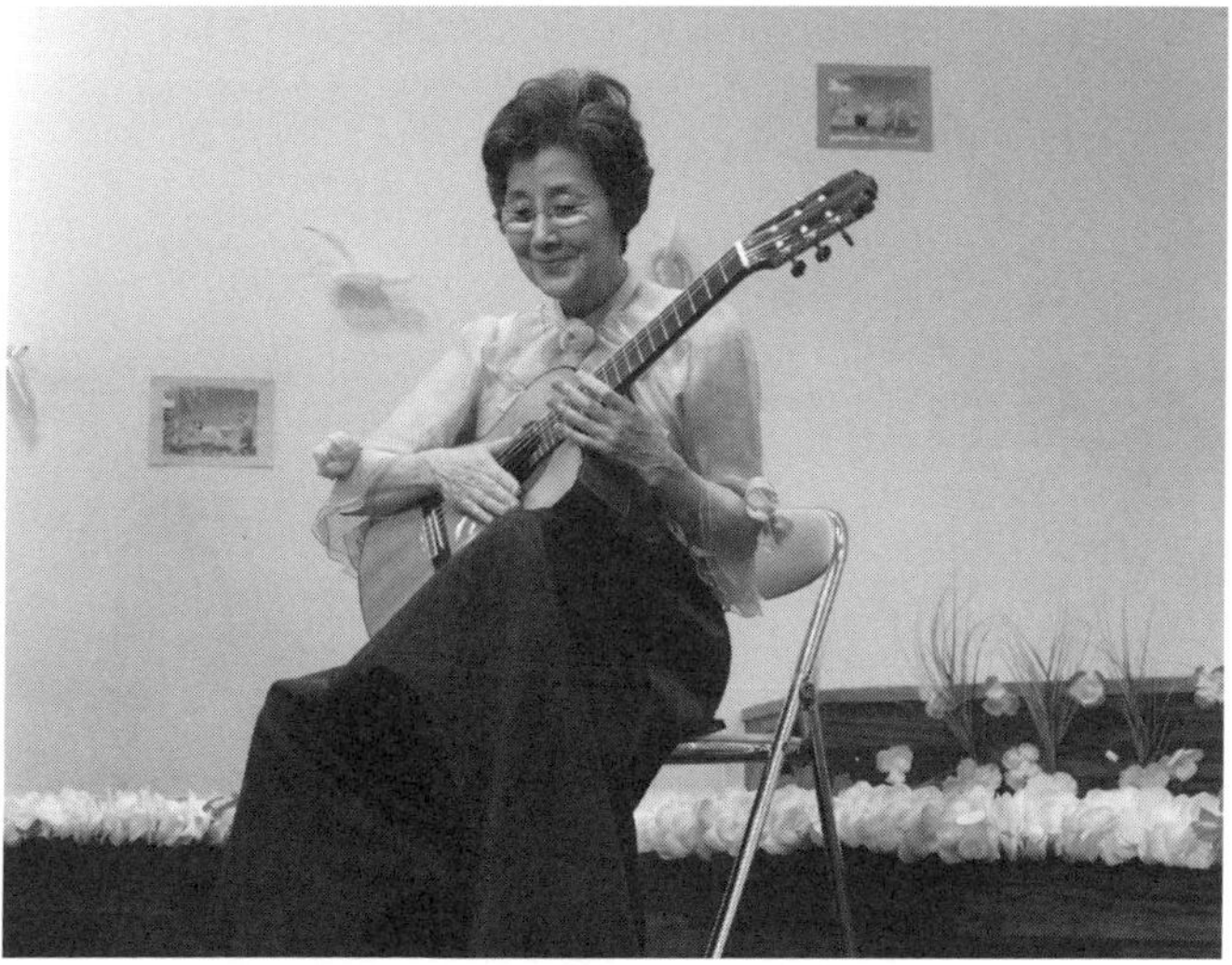

国際新堀芸術学院東京校生の山田さん

複数のリングを付けるのは、おすすめしません。バランスを大切にした嫌味にならないオシャレこそカッコいいのです。

♪ **首上を小さくまとめるとバランスがいい**

次に、髪型についてですが、日本の男女共に、髪型のまとめ方で損をしている人が多いように思えます。では、私が思うよい髪型とは何かを述べます。

脳で感じたことは顔に出ます。その中心は「目」です。〝目は口ほどにものを言う〟という言葉通り、意思を伝達する代表です。その目ですが、日本人のほとんどが欧米人のモデルさんより小さいです。そして大抵

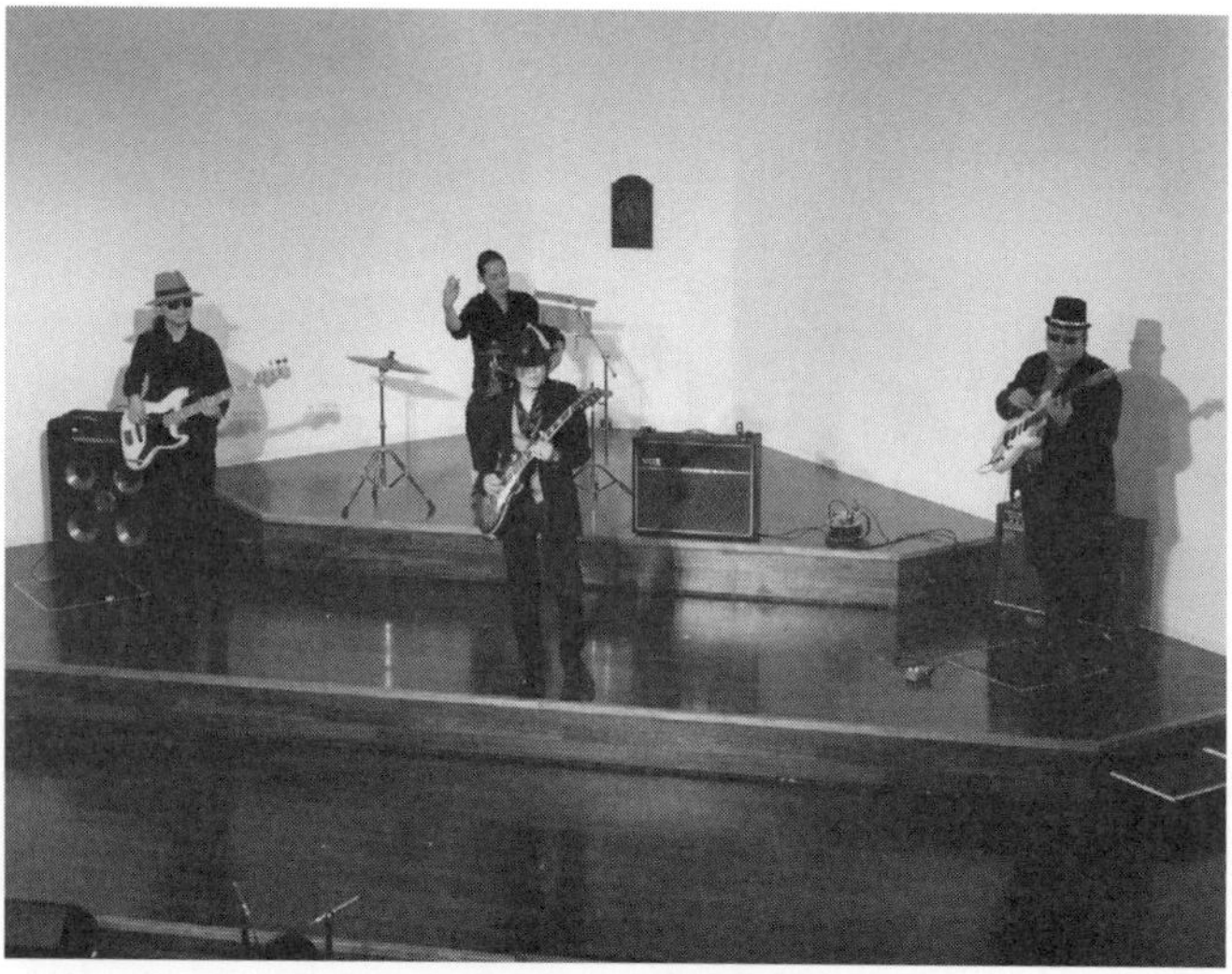

帽子のオシャレな先生方

の日本人は黒髪です。この黒髪が、おでこや目を少しでも隠してしまうと、非常に表情がわかりづらくなるのです。

故に、特に演奏者が相手（聴衆）に対してスッキリと自分の想いを伝わりやすくするには、女性ならばポニーテール、または後ろで髪をまとめる。男性ならオールバック系が最上なわけです。

グリーン車や飛行機のアテンダントさん達は皆、髪型はキリッとまとめ上げているでしょう。日本人の全身のバランスから言っても、頭部が欧米人よりも大きな日本人は、なるべく首上は小さくまとめるのがコツなのです。

ステージなどで、女性が白色（膨張色）の

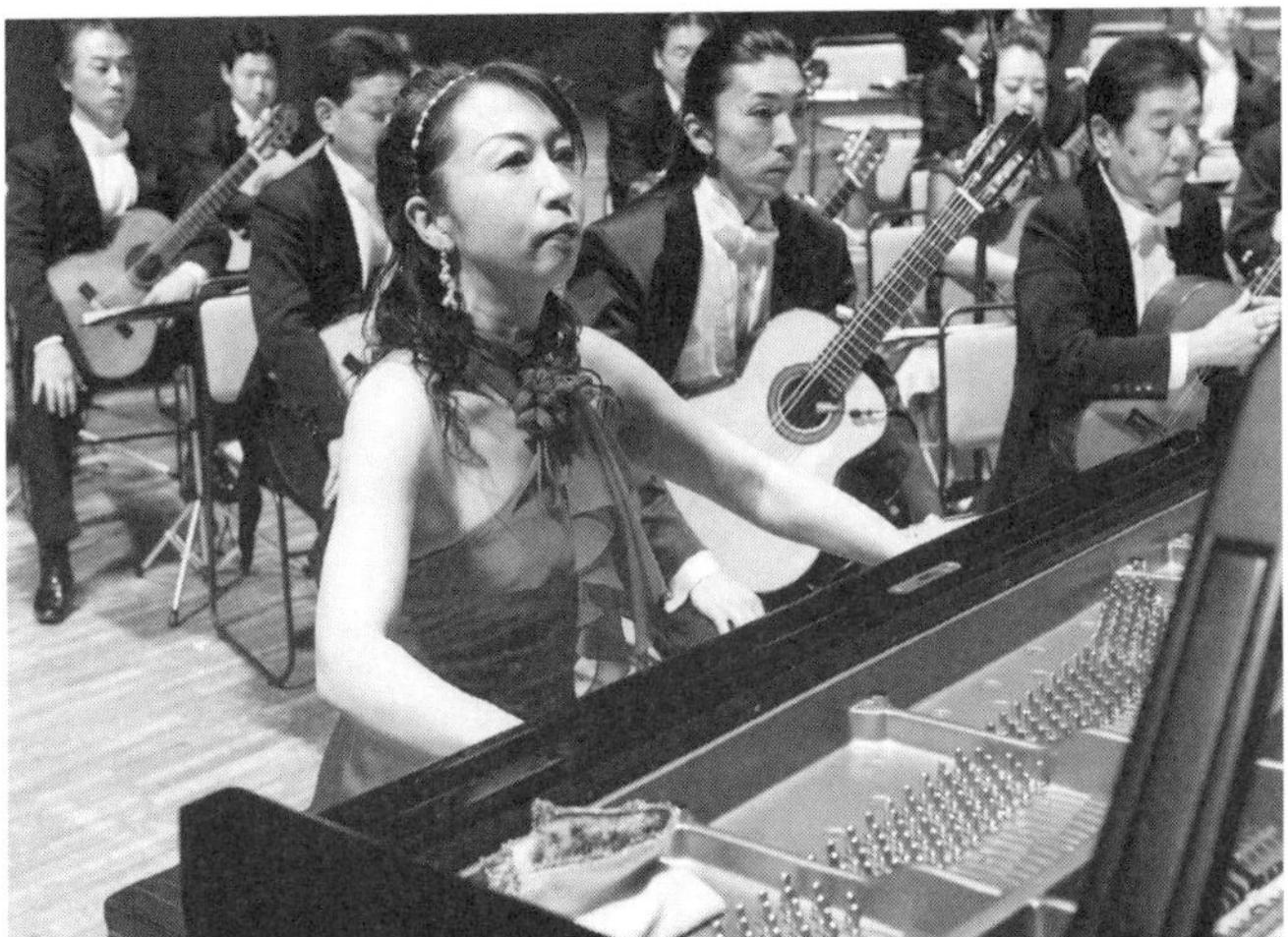

ヘアバンドがすてきな古賀先生

大きなリボンやコサージュの髪飾りをつけると、余計に大きな頭が強調されてしまいます。むしろ細目のヘアバンドなら可愛らしく、かつ小顔を演じ、素敵なオシャレになります。これは高齢者であっても応用できる技だと思います。

♪ＴＰＯに合わせたオシャレを

オシャレのコツは、ＴＰＯ（場面）に応じて変化させる事です。たとえば、夕食に出かける時は、その店に合わせたオシャレをします。フレンチ、イタリアン、和食それぞれに合わせてです。たとえばラーメン店であっても、ふさわしいファッションで出かけることです。

暑かったり辛かったりする料理は、その対策も考えた服装にしましょう。インナーから通気性を良くして、襟元は開いていると良いでしょう。靴も涼しげに見えるものがいいです。帽子は不要。ハンカチはタオル系を持参します。香水は絶対に使いません。そしてちょっとハデな色のポケットチーフをさり気なく出しただけで、ラーメン店ではたちまち上級のオシャレになります。敏感な女性と店主は、このさりげないオシャレにまっ先に気付いてくれるでしょう。

4. 日本人の魅力を引き出す和装スタイル

♪和装は年齢を重ねるほど美人・美男度アップ？

女性のオシャレについて、私の体験からお話しします。日本女性が格段にオシャレで魅力的なのは〝和服〟です。和服は、年齢に関係なく、日本女性の魅力をもっとも引き出してくれるコスチュームではないでしょうか。しかも高齢になればなるほど、個性をアップする効果があり、長く維持することができます。

この事に気づいたのは、私が80歳を過ぎたある日、藤沢本館のシュトラウスホールでの出来事です。高齢者の多い第2部（附属コース）の授業で、「竹取物語」（畑中雄大 作曲）という平安時代を描いた曲のレッスンをしました。本番が迫る緊張感の中で、古式和装（ステージ衣装）で演奏しました。荘厳、威厳、古式宮廷を表わす呼吸法&

表情が段々と進み、静かに終わりました。胸にジーンと来ました。思わず私は、ゆっくりと〝ず・ば・ら・し〜い〟と声を漏らしました。

こんなに魅力的で深い色気漂う美女（美男も）集団は、今まで見たことがありませんでした。和装がその魅力を見事に引き出していたことは間違いありません。

30代、40代はそれなりに、50代、60代はハッとする美しさ、70代、80代は魅力の煙に包まれてしまうような奥深さを感じさせます。和装は美人・美男度をあげるだけでなく、年齢を重ねるほどに魅力が増すという魔法が備わっていることを、ぜひ多くの日本人に知っていただきたいと思います。

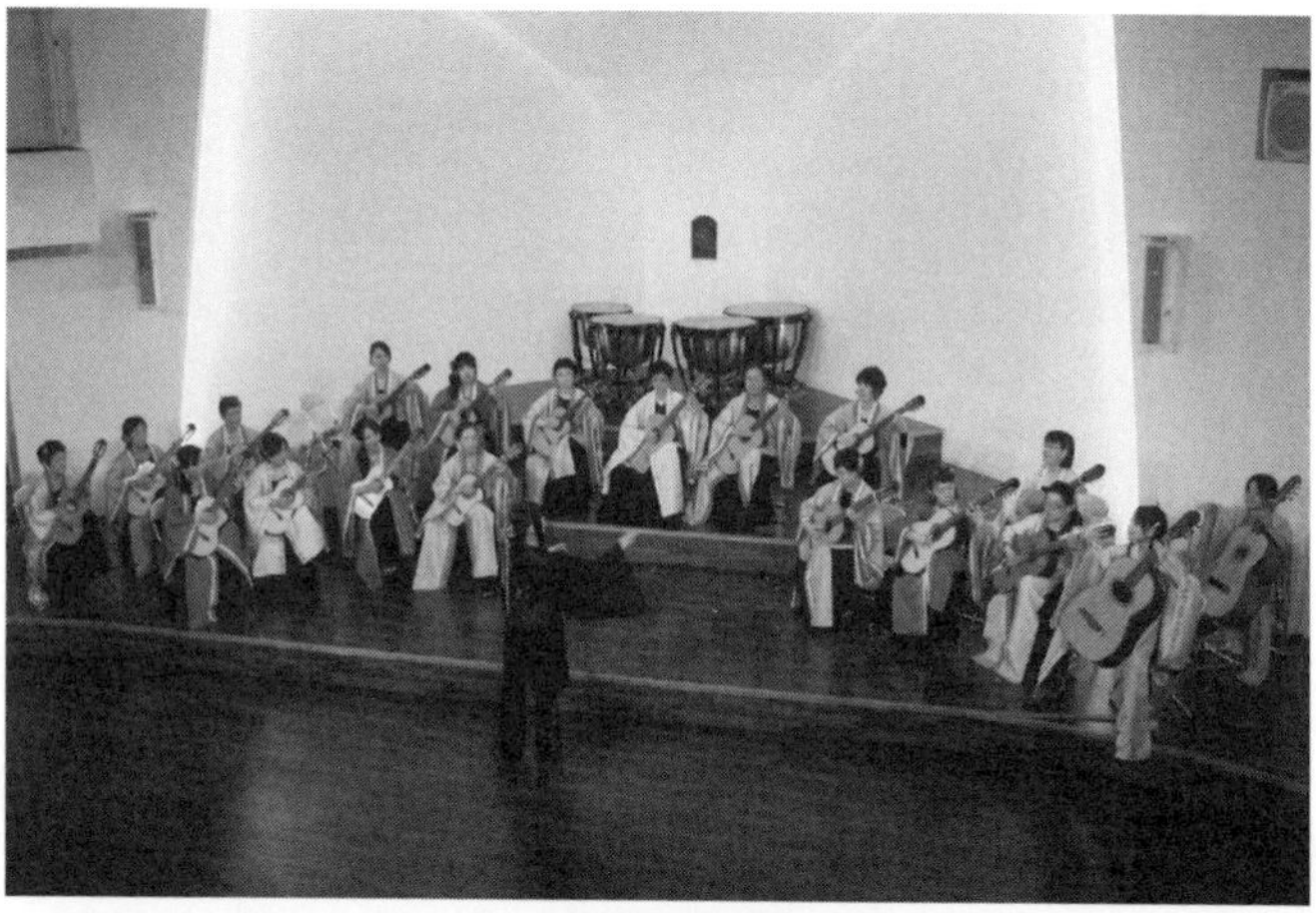

日本古曲での和装

♪日本人の体型をカバーする着物・浴衣

和服を素敵に着こなせる人は、生涯にわたって格調ある個性美を保つことができるでしょう。せっかく日本人に生まれてきたのですから、洋服だけのオシャレはもったいないと思います。

洋服やドレスは、身体のラインを強調するデザインが主流です。高齢者にも似合うような、ラインを強調しないデザインもありますが、それが若い人よりも魅力を引き出せるのかといえば、いささか疑問です。一方、和服は年齢・身長・体型に合わせて着られるだけでなく、季節・場面・人柄に合わせて無数のバリエーションを楽しむことができます。着物の柄にもそれぞれの物語があり、美と個性を引き出すことができます。

夏の浴衣姿をイメージしてみてください。幼児から少年少女、娘さんから熟女、白髪のおじいさん、おばあさんまで、誰もが似合います。着物や浴衣は、身体のくびれがない方がむしろ都合がよく、足が短くても、顔や首のシワが増えてもそれを見事にカバーしてくれるので、日本人に最適なコスチュームだと断言できます。

♪洋服は、自分の体型に合わせた物差しが必要

日本人の男性らしさを自然に引き出せるのも着物です。ジェームズ・ボンドやジョン・ウェイン（今どきならトム・クルーズやジョニー・デップ？）のような彫りの深い顔や足の長さを持たない日本男性でも、和服を着れば、ハリウッドスターに引けを取らないオシャレが可能です。

もし洋服でオシャレをするのであれば、「自分の体型に合う物差し」を用意する必要が前提になります。たとえば、親しみのある男性ファッション誌「サファリ」でさえ、モデルさん達はほぼ１００％美形の外国人男性（９頭身以上）です。一般的な日本人とは、表情（顔・ヒゲ）、手足の長さ、ヒップのトップ位置、ウエストの位置が大幅に違います。

ダメージ（やぶれ穴）ジーンズや、腰で着るようなローライズジーンズ（または普通のジーンズを腰パンではく）、幅広く股下が低いサルエルパンツなどは、足の短い日本人男性の欠点を強調してしまいます。

シンプルなスラックス、ストレートパンツやテーパードパンツ（裾に向かって細く

なっていくパンツ）でしたら、ジャケットやシャツの種類を選びやすく、短めのジャケットと合わせると足が長く見えます。

また、胴の長い男性が、外人のように胸をかなり開けて強調すると、ますます胴が長く（足が短く）見えてしまいます。襟元を少しだけ開けて（ボタン２つ分程度）、そこからネックレスが見えるようにするとバランスが良くなります。

♪ 健康長寿に欠かせない着物と浴衣

厳粛な式典に参加する日本女性の装いは、ほとんど和服（着物）です。銀座の一流老舗クラブのママさん達も高齢者ほど着物姿です。銀座だけでなく、葉山の老舗「日影茶屋」のバー久楽《クラ》も、常に着物でもてなし、料理を運ぶ男性の着流しも、大変に瑞々しいです。

日本の伝統行事である盆踊りや七夕祭り、お月見にも、着物・浴衣は欠かせません。新堀学園の夏の学園祭（湘南祭）でも、学生達の浴衣姿がとても可愛らしく、芳香漂う気品ある色気が脳を若返らせてくれます。オシャレ、和装は間違いなく健康長寿持続に欠かせません。

それまで私は、女性の美しさについて狭い物差しか持っていなかった、年齢を重ねての女性美（男性美も）についてリセットし直さなければいけないと、しみじみ思いました。60歳、70歳、80歳、90歳でなければ出せない深いお色気。これを和装は、見事に個性別に引き出しているではありませんか。そして誰もが美人だったのです。

和装は、世界最長寿を活かすコスチュームといえるのです。

第2章では、そのオシャレを楽しむコツとセンスを磨くポイントに迫ります。

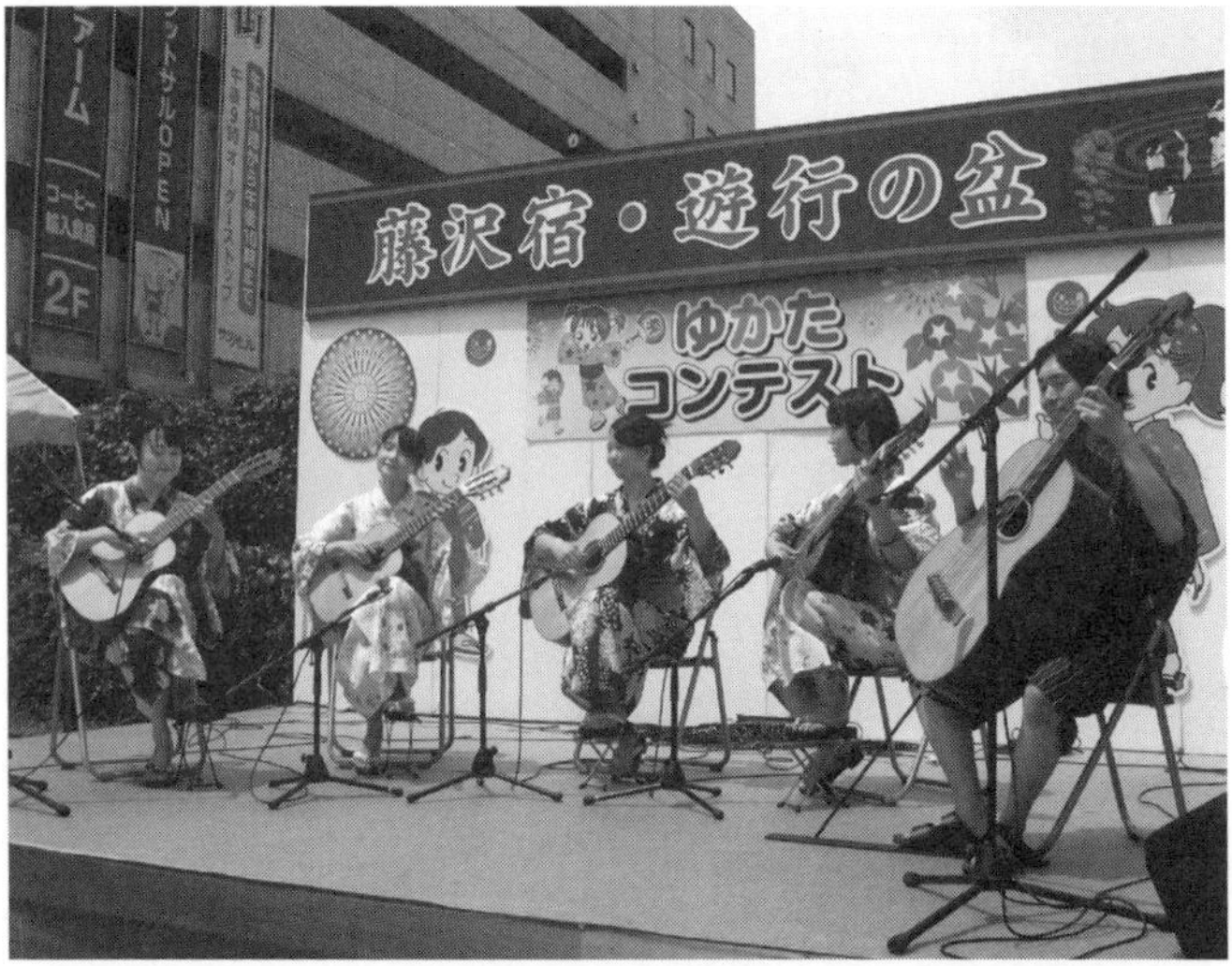

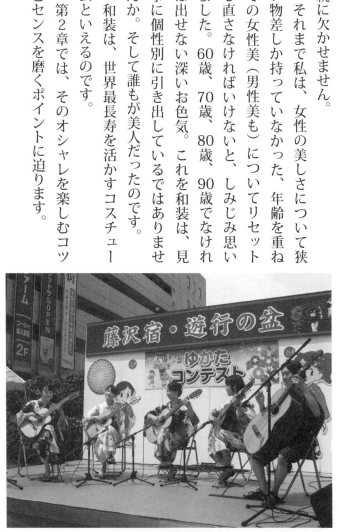

ゆかた姿の新堀学園の学生たち

第2章　オシャレ&センスを磨くコツ

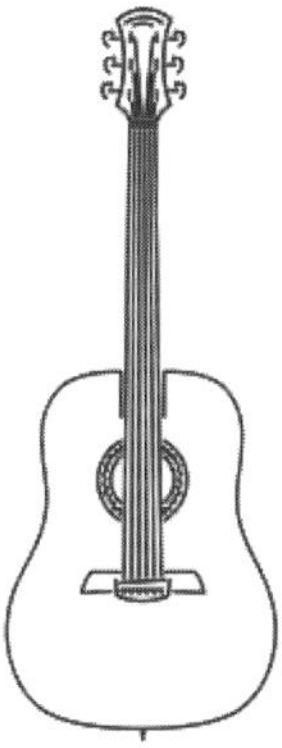

1．夫婦・家族、職場が楽しくなるオシャレ

♪身近な人たちこそ大切な存在

オシャレのコツは、身近な人が思わずニッコリするような装いだと私は思っています。身近な人のいる日常を過ごしている場所では、まったくオシャレに気遣いなく過ごしがちです。特に男性にその傾向が強いかもしれません。面倒くささが顔を出すようなシチュエーションこそ、じつは天下の別れ目となります。

あなたが既婚者だとしたら、身近な人というのは、家族である妻であり夫です。ついワンパターンになりがちですが、それはマンネリになりやすく〝まあいいや、面倒くさい〟という、健康長寿を阻害する気持ちが顔を出しやすくなります。

妻だから、夫だからこそ、下着から小物までオシャレをするといいのです。このオシャレは幅が広くて深いのです。まさにセンスを磨く絶好のチャンスでもあります。もちろん、両親や兄弟、ご近所さんもそのような人達です。身近な人こそ、センスを敏感に捉えてくれるものです。あまりにも場違いな高価な服装は要注意です。かえっ

て嫌味な印象を与えたり、妬みを生んだりすることもありますから気をつけましょう。
高価なブランドものよりも、手頃な価格のもので工夫するのがオシャレの醍醐味です。

♪いつものお店でもオシャレに気遣いを

もう一つ大切なことは、必ずお店の人がニッコリ嬉しくなるような服装で出掛けることです。一流フレンチや料亭などは、比較的行動しやすいのですが、個性ある店ほど難しいといえます。つい自分の好きな服装で出掛けてしまいがちですが、居酒屋も社交場の一つです。店主が粋な姿をしていて、お店も粋な雰囲気なら、予約者はその店に合う服装と言動を心がけることが大切です。

服装やふるまいのセンスを褒めていただけるようになれば、身近な人達の脳も喜びます。また、会話も弾んで、お互いの信頼関係が深まります。ひいては人生に厚みが出て、長寿への道がますます強まるでしょう。ハイレベルの中高年のダイエット実現持続のコツは、こんなところにも表れるのです。

居酒屋でも、店長が羽織るもの、タオル一つにも気配りをしているような店に行ったら、あなたも同レベル以上のオシャレに気遣って店を訪ねてください。お客である自分の服装やマナーで店のレベルを下げては、お店に対して失礼です。そのような気遣いをすることによって、あなた自身も楽しさが増すでしょう。

普段から訪ねている顔馴染みの店、たとえばファミリーレストラン等でも、ちょっとしたセンス（工夫）が大切です。少し涼しい初夏の20℃には届かないような曇りの日には、少し明るめの色のマフラーやスカーフをチラリと首に巻いて出かけてみてください。それだけで、店員さんが受ける印象はよく、ニッコリと声を掛けてくれます。そこから会話が始まり、お互いの事を知りたくなります。店にとって印象深い常連のお客様として認識され、とても大切にしてくれるようになります。そしてあなたが来店するたびに素敵なお店になっていくことでしょう。

2．オシャレが映える環境づくり

♪オシャレが引き立つ白の内装で汚れ防止

この世で命を縮める具体例をあげます。それは、〝面倒くさがる事〟、〝オシャレをしない事〟、〝諦める事〟、〝環境を汚す事〟です。

環境を汚さない工夫として、私は、「国際新堀芸術学院」藤沢本校の新校舎を建てる時、あえて〝汚れが目立つ設計〟を考えました。それは、〝オシャレが引き立つ校舎〟にしたいと思ったからです。

音楽学校で最も汚れるのは、第1部の若い学生（高校・大学生）達のいる場所です。また、毎日のように運ばれる荷物を開封したり、梱包・発送をする各部署や楽器部は汚れやすさのナンバーワンです。そして、楽器製作工房も木材の粉塵が飛び散ったり、道具や材料が多くて汚れやすく、塗装の臭いも激しい場所です。

そこで、これらの汚れやすい部門は、本館2階フロアに集中させることにしました。そして階段をはじめ、エレベーター前の床、壁、天井もすべて真っ白に仕上げました。

私がこの提案を出したとき、大半の人達が反対しました。それはそうでしょう。一般的に考えて、汚れると予想される場所を、汚れが目立つ色にしたいと言ったのですから。普通なら汚れが目立たない色を考えるはずですから……。

しかしご覧ください！　数年経った校舎は今現在もずっときれいな状態を維持しています。エレキの大きなアンプやスピーカーをうっかり引きずって、床を黒く汚したとしても、学生達がすぐに気付いて、汚れを取り除き、きれいにしてくれます。汚れは目立たせないと考えるより、むしろ目立たせた方がいいのです。

さらに、白い壁は服装や衣装を美しく見せてくれます。自分達のコスチュームが美しく映えるのです。生徒たちはそんな学校に合わせて、心身共に美男美女となっていくのです。このように環境でオシャレな長寿の人達がたくさん育ってきたことが、私は何よりも嬉しいのです。

♪　小花が目印のトイレ

日本の場合、トイレマークはだいたい決まっています。男性は青、女性は赤色の人のシルエットやマークが一般的です。ところが、海外に出かけると、トイレ、洗面室を示すキャッチャーはさまざまです。

新堀グループの最新館は、藤沢の「本館」です。200坪以上の土地に6階建てで60室をつくりました。白紙に、私の構想と大宮氏が学んだ学校法人に叶う夢の殿堂を描き、実現したオリジナルビルです。

燕尾服、タキシード、フォーマルドレスの様な正装、和服が映える工夫はもちろんでしが、スマートカジュアルやエレキ界のこれからや、ハッピ、浴衣、異国コスチューム等々もさまざまに活かす過去にない工夫を重ねました。

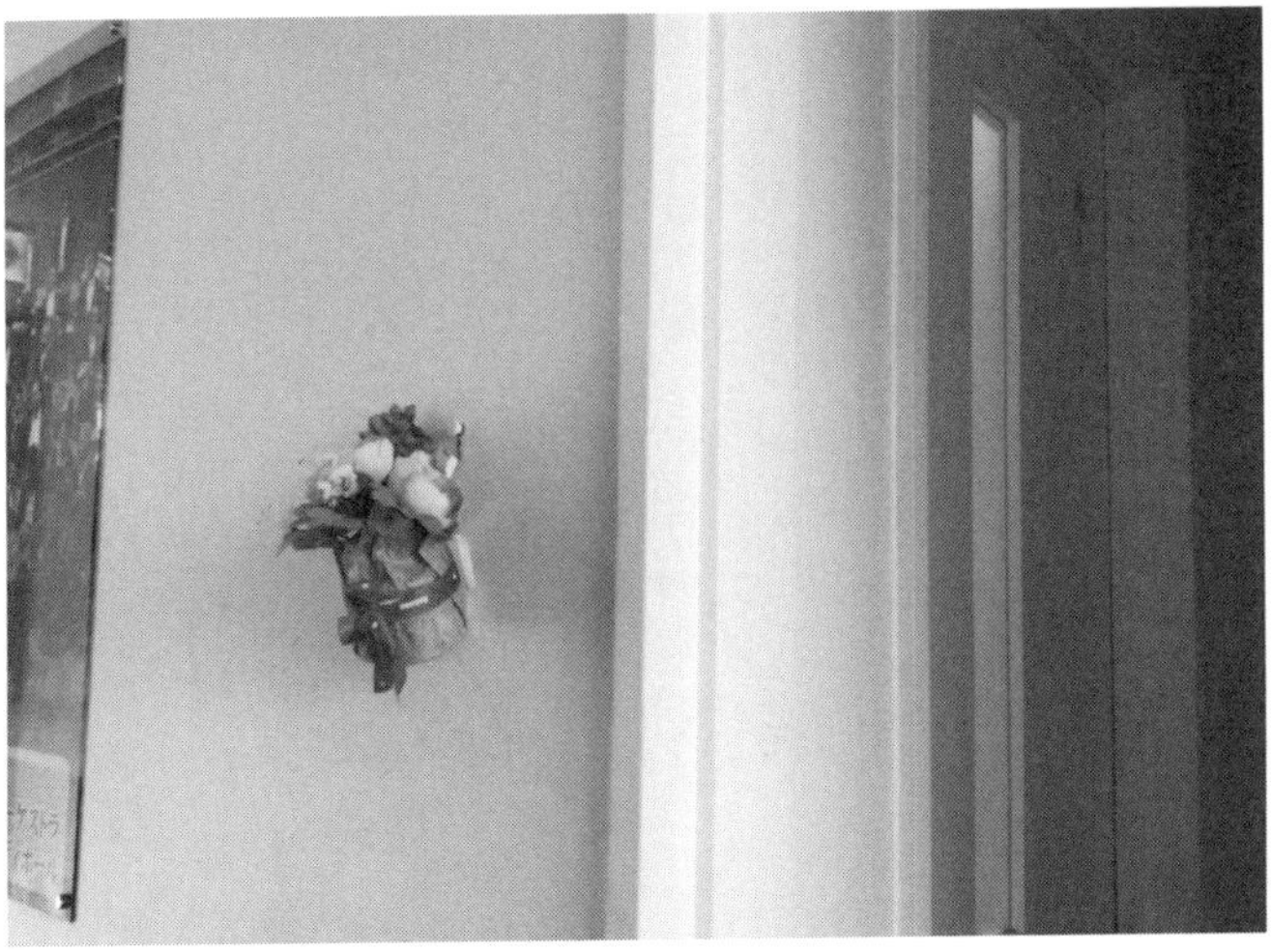

トイレの場所を示す小花

トイレは各階変化をつけ、オストメイト用も設備しました。場所の表示も、最もブスイTOILET（＝直訳は〝便器〟）も青赤フィギアマークもやめました。小花２輪で可愛らしく案内できるようにしました。

♪シャンパン台付ホワイエの意味

ウィーンのミラベルパレスでの体験ですが、ホワイエの壁各所に、小花が置けるほどの台がありました。また、階段途中にも小さな穴があります。今知り合った同士の人達が持つシャンパングラスをちょいと置く台なのです。話しが途切れないよう、手が冷たすぎないよう、シャンパンがぬるくならないためのオシャレな工夫です。

ここでのコンサートは、20分演奏、60分談話、20分演奏でした。コンサートとは、人との触れ合いタイムが最も大切なのですね。また、スタートのベル音はありません。シャンデリアが2回またたくだけです。なんとオシャレだと思いませんか。

そこで藤沢本部「別館」は、２５０坪の土地に、地下1階、地上4階（実質5階）の40室の〝ライブ館〟をつくりましたが、ここの3階は「楽友ホール」です。ウィーン楽友協会黄金ホールを目指しています。ホワイエと庭付きで、壁の各所にシャンパン台をつくりました。人気高いクラシカルホールで、絵画も楽しめるオシャレなスペースです。ちなみに4階は、湘南ナンバーワンのリピーターを誇るエステ＝フェルマータ本店が盛業中です。

また、エレキ系のモダン派には、地下1階に〝ライブハウス𝓝〟を設けました。この照明装置は、ナンバーワンと言われる即7色がコンピューターで制御できるレベルで、隣接のフォークバー〝プレリュード〟と並んで、とても夢のようなオシャレな空間と評判です。

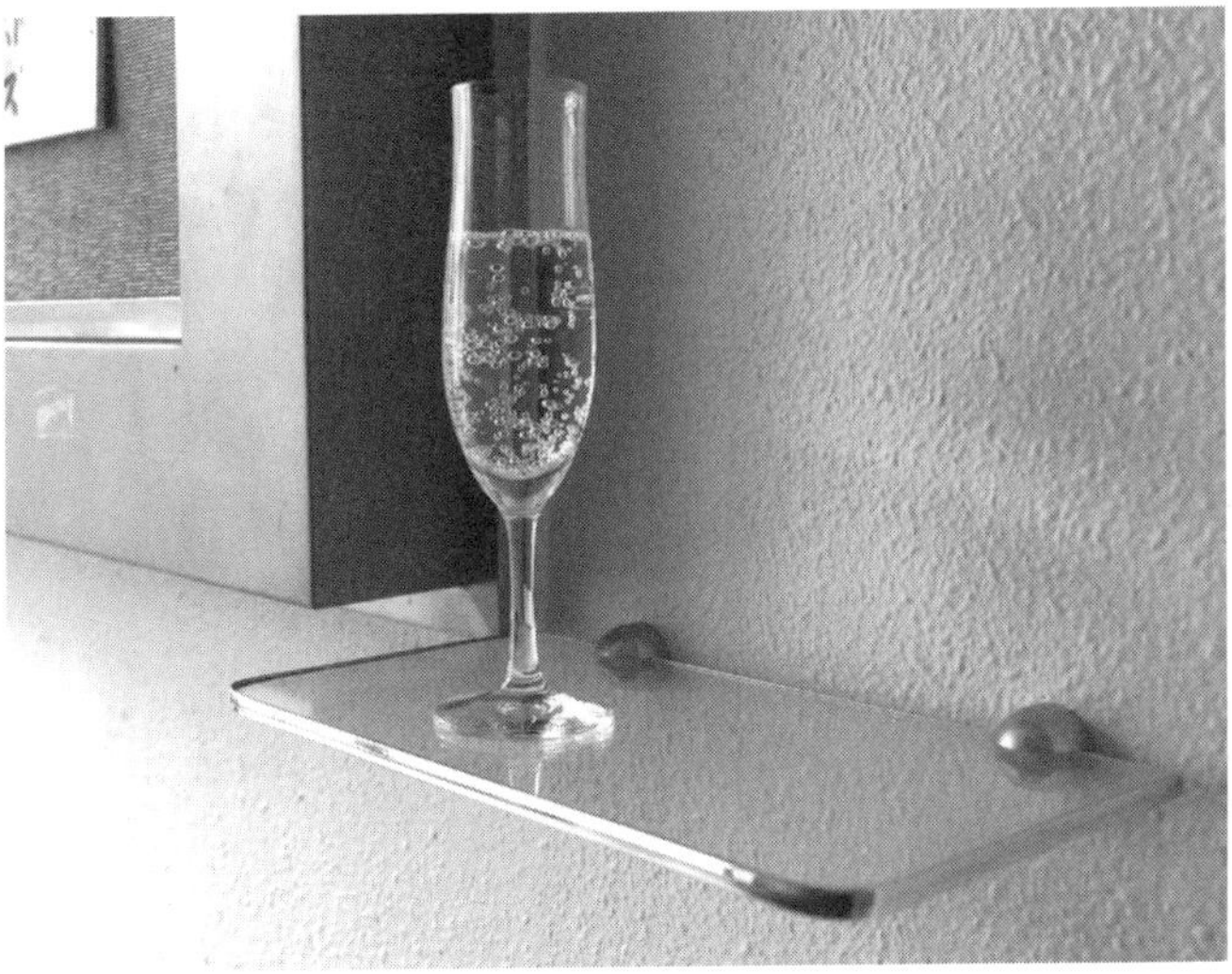

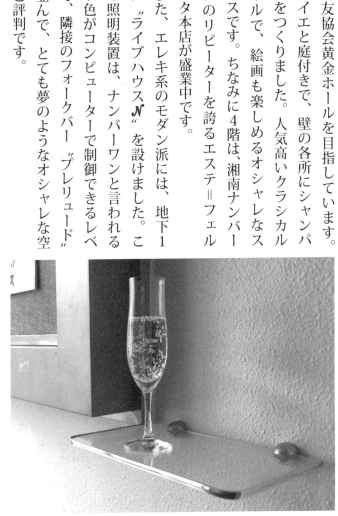

楽友ホール、ホワイエのシャンパン台

♪シュトラウスホールのオシャレ

１００室から成る本部ビルの中で、最も人気が高く、使用度ナンバーワンが本館3階4階の〝シュトラウスホール〟です。当初は、学びの館《やかた》の中核を成す、ギタオケ学習のすべてが能率よくできる様、考慮してスタートさせた大スタジオでした。

たとえば、１３０人の演奏者達の楽器の出し入れは16のドアが一斉に開閉できたり、またこれだけの大きな空間の空調をノイズ無しでやれる工夫とか、品の良い7色の照明設備、指揮者専用空調および指揮法が学べる専用方向席設置とか……。

シュトラウス名としたわけは、シュトラウスⅠ世がスタートさせた、バスギターが入ったカルテットが、Ⅱ世の時には伝統音楽を、神や王様中心の時代を超え、人類史上初めて大衆に広げた音楽の生活化精神が、私達の創立の信念と同じなので、この名称に改めたのです。良いものをみんなで広める信念です。

♪音楽の最高学府に〝和室〟があるわけ

藤沢「本館」の6階には「聖庵」と名付けた和室があります。少し立派な神棚、小さな床の間、〝心の糧になるよい音楽を〟の書の掛軸、畳にちゃぶ台、衣紋かけ、のれんをくぐると台所、洗面、シャワー、トイレ、押し入れとあり、疲れたスタッフや救急にも対応できる様につくりました。

正月はもちろん、慶事には宮司さんのお言葉と、笙、篳篥のサウンドに耳を傾けます。そして音楽院62年史で道半ばで旅立った同志達のつづり、〝ありがとう簿〟を顧みて、後輩を育む場としています。時にはＤＡＮＲＯＫと日本酒を楽しむ宴会もやります。

もちろん、和装の着付け、立ち居振る舞いを本式に学べるレッスン室でもあります。これからの日本の芸術家にとって、世界第１級の歴史

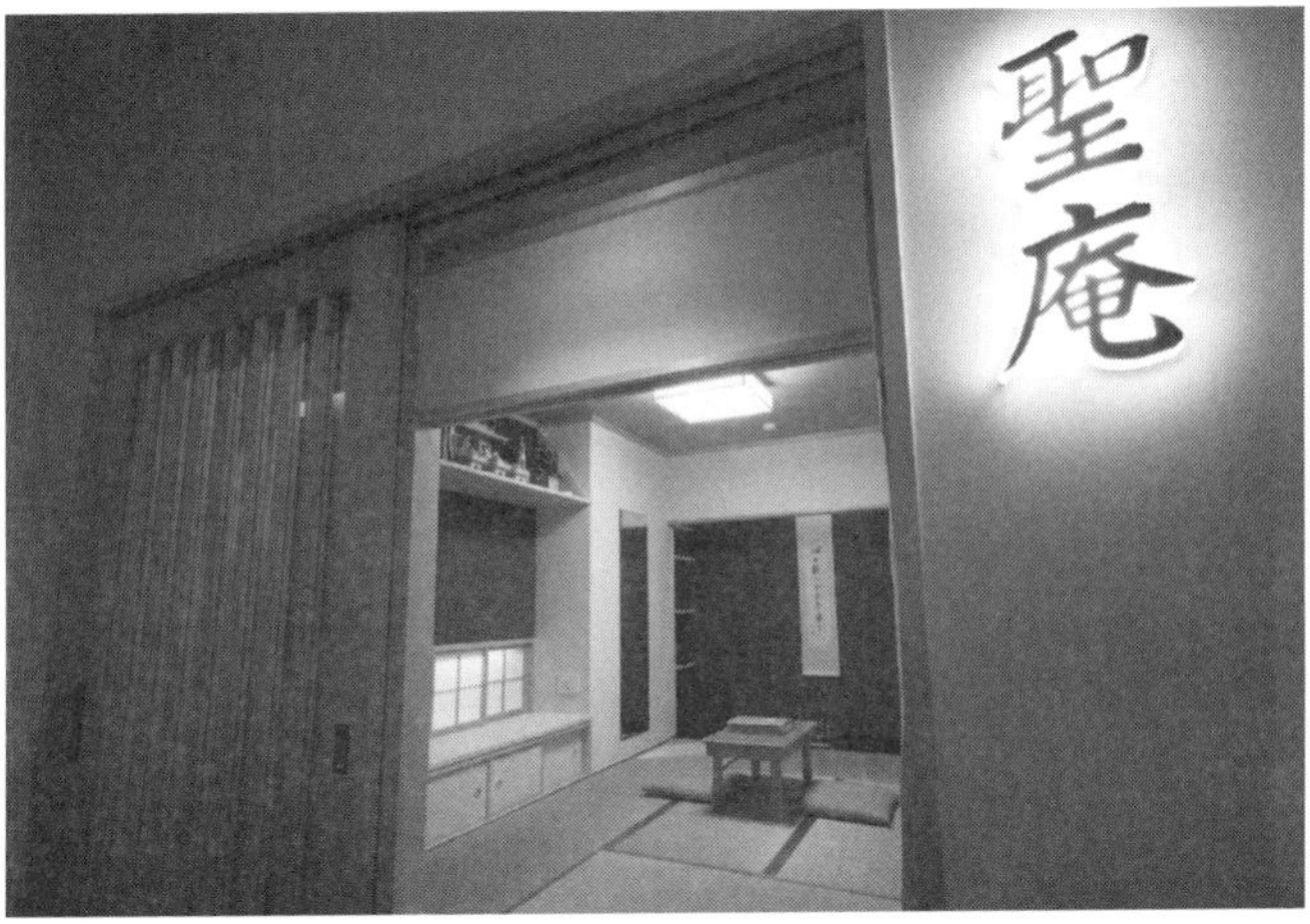

聖　庵

を持つ「和」の研究と「和」の表現は要であるからです。また、前述の「和のオシャレと長寿」の実践研鑽の場としても欠かせないからです。

3．明るい笑顔が健康長寿を生む

♪笑顔が健康長寿を促す環境をつくる

環境づくりが健康長寿にとって、とても大切であることはわかっていただけたでしょうか。そして、もうひとつ私が声を大にして言いたいことが「笑顔」です。生きていく上で「笑顔」ほど大切なことはないと思っています。「笑顔」は、周囲の人を幸せに導くだけでなく、未病の人や病気の人を健康の方向へ引き戻す力があります。その状態を繰り返したり、拡散したりすることで、健康長寿を促すのです。

その理由はなんだと思いますか。それは、健康長寿のポイントが「脳」にあるからなのです。

友人の北原照久氏（ブリキのおもちゃ博物館館長、「開運！　なんでも鑑定団」レギュラー）は、スピート違反でパトカーに呼び止められた時でさえ、〝おまわりさん、よく止めてくれました。ありがとう。もし止めてくれなかったら死んでいたかもしれませんネ〟と言ってニッコリと頭を下げたのだそうです。笑顔は空気を和ませ良い雰囲気を生み出します。プリプリ怒ってばかりで、家族や同僚に八つ当たりする人とは大違いです。

若い頃は、どんなことでも面白がって大笑いすることが多かったと思いますが、歳を重ねても笑顔は大切です。中高年者は、意識して笑顔を作り、ユーモアを交えて楽しく声掛けしたいものです。

♪スマイルのある人間関係こそ最高の宝物

私は、指揮者・審査員・ＣＥＯ等の立場でも、「笑顔」について頻繁に話しています。曲の仕上げでも、目線とスマイルの事を話します。さまざまな笑顔の解説とトレーニングを繰り返します。たとえば〝はじめまして〟の新鮮なスマイル。〝応答〟でのスマイル。〝クライマックスへ向かう目線と達した時〟のスマイル。〝終わった瞬間のスマイル〟等々あげたらきりがありません。

　演奏者も俳優と同じように、スマイルのトレーニングを行っています。これを長年繰り返すことで、日常生活でも、明るく自然にスマイルが出てくるようになります。このトレーニングでもっとも効果的なのが、音楽を「皆でやる合奏」です。ここで身につけた経験は最高の宝物となるでしょう。

　言葉が充分に伝わらない海外でも、スマイルを介した人間関係は、10倍100倍もの成果があり、これらの体験はその人の人柄、人格の魅力を倍増します。やがて沸い

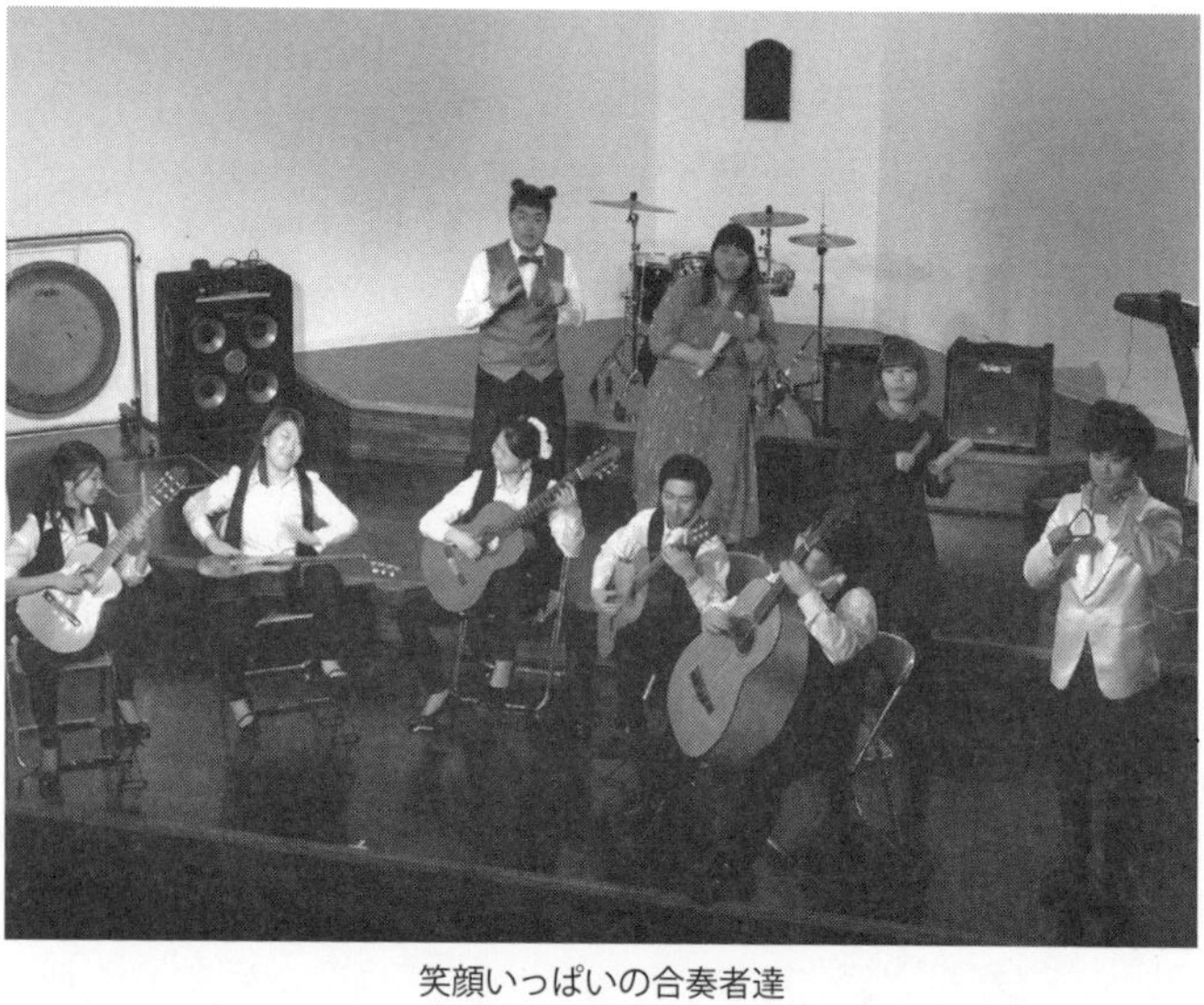

笑顔いっぱいの合奏者達

郵便はがき

お手数ですが
切手を貼って
ご投函ください。

251-0035

神奈川県藤沢市
片瀬海岸 3-24-10-108
㈱湘南社 編集部行

TEL：0466-26-0068
URL：http://shonansya.com
e-mail：info@shonansya.com

ご住所	〒		
お名前	ふりがな	年齢	才
TEL			
メールアドレス	@		

1．お買い上げの書名をお書きください。

2．ご購入の動機は何ですか？（下欄にチェックをご記入ください）。

- ☐ 本の内容・テーマ（タイトル）に興味があった
- ☐ 装丁（カバー・帯）やデザインに興味があった
- ☐ 書評や広告、ホームページを見て（媒体：　　　　　　　　）
- ☐ 人にすすめられて（御関係：　　　　　　　　）
- ☐ その他（　　　　　　　　　　　　　　　　　　　　）

3．本書についてのご意見・ご感想があればお書きください。

4．今後どのような出版物をご希望になりますか？

どうもありがとうございました。

てくる豊かな幸福感によって、さらに大きな平和な心を養うことができます。そして、そんな気持ちを持ち続けることで「健康長寿」が持続できるのです。これは内面から沸き起こる最高・最高質のオシャレでもあります。私達が日々実践している「合奏」はそのゲートであり、身につけることのできる絶好の場でもあるのです。

4. 花嫁・花婿の美しさと健康が長く続く方法とは

♪人はどんなときが一番美しいか

男性に、奥様のもっとも美しかった時はいつだったかと聞いてみると、ほとんどの人が「花嫁さんの日」と答えます。奥様にとってもご主人が一番ステキに見えたのは、「花婿さんの日」とお答えになる人が多いのではないでしょうか?

人は心身のバランスがとれていると、内面から美しさが滲み出て来ます。素晴らしいですよね。しかし、人はいつもいつも最高の状態を作ったり維持したりすることはできません。仏教でも、人生は四苦八苦と言われているくらいですから……。

ただ、苦しいときがあっても人は立ち直ることができます。失敗を繰り返してきた私の85年間の人生を振り返ってみても、どんな苦しみも必ずそこから脱することができました。必ず立ち直ることはできるのです。その第一の方法は「脳」をポジティブにセットすることにあります。すなわち脳を喜ばせることにあります。そうすれば心身ともにアクティブになれるというわけです。これは幸福道の原点でもあります。

♪喜びを共有共鳴すると美しく輝く

専門家のアドバイスも、薬もサプリも、宗教の力も、環境の力も、親しい人の支援も、偉大な人のカリスマの力もあなたを導く力があります。あなたの受信機をオンにすればするほど、受け入れることができるので、立ち直りは早くなるに決まっています。

その中でも、音楽によって脳を整える＝バランスづくりは、一般の人が想う以上に効果があるという事をぜひ知っていただきたいと思います。

どうして花嫁さんが美しいのかというと、脳が最高に喜んでいる状態だからです。

多くの人達に心から祝福された人ほど美しく輝くことができます。それは、本人だけでなく、喜びと嬉しさを、みんなで共有しているからなのです。

♪音楽は、花嫁・花婿に劣らない最高の環境！

じつは音楽も同じです。本人はもちろん、他の大勢の人達と、嬉しさを共鳴し合う事ができるので、脳が喜んでいきます。初心者の技術であっても、喜びを共有し合えるのが音楽のいいところです。特に合奏は最高の場です。

新堀ギターのアマチュア合奏団に参加している方は、日常的に、演奏による喜怒哀楽を味わうことができますが、それればかりか、小さな演奏発表会や大きな発表会、時には海外での公演もあり、さまざまなシチュエーションで緊張感と最高のオシャレを味わい楽しむことができます。

すなわち、花嫁花婿にも決して劣らない人生最高の場に、何度も浸ることができるのです。最高のホルモンがドッと出るので脳は極限まで喜びます。そして、最大限のアンチエイジング効果と若返りを可能にすることができるのです。

このような体験を繰り返し味わうこと、それこそ「健康長寿を維持する大本」なのです。

第3章　中・高年者の若々しい身体づくり

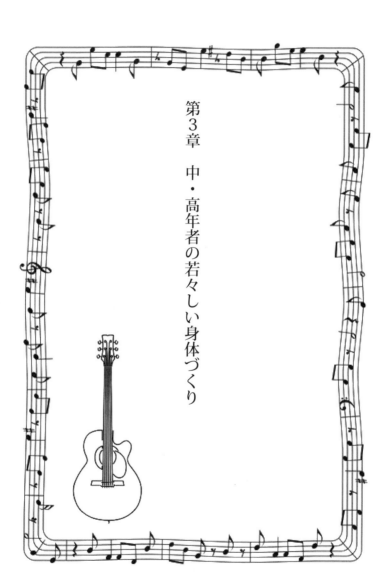

1．中・高年者のよいスタイル維持法

♪年を重ねるほど難しいダイエット

２０１９年現在、日本では中年は40歳前後で、年金がいただける65歳は高齢に入ったと思う人が多いでしょう。しかし年々、実年齢と身体年齢の個人差が広がっているのが実態です。

30代で自分に合った若返り方を見つけつつある人もいれば、40代で言動も肌も明らかに年寄りくさくなってしまった人もいます。

分岐点は、30代なのです。ここがポイントです。20〜30代でのダイエットは、高齢になってからよりも、はるかに効きます。良い方向にも悪い方向にも力強く急速に行えるのです。高齢になってからの整体、ダイエットは、よほどの決意と努力が必要となります。

今（２０１９年8月）、私は85歳です。身長は１７０㎝はありません。理想体重は60キロですが、59キロ前後を保っています。ヘソ上左右は窪みが保てウエストのくび

れがわかります。指揮棒を持ち、鋭く上半身を１８０度回転する事が可能です。しかし、わずかに増の62キロになると、ウエストはずん胴気味になり、少し食べ過ぎ飲み過ぎただけで、たちまち下っ腹が出て来てしまいます。

年齢を重ねるごとに、お腹など、もっとも出てきては嫌な部分がすぐ出てきます。しかも一度脂肪が付くと、それが当たり前となりやすくなるというのが中高年の嫌な特長です。

整体ダイエットをきちんとやっている人のアゴから耳のラインはシャープです。指揮者はもちろん、人に指示を与えたり、授業や講演などする人は、もちろん綺麗な言葉でしっかりと話さなければいけませんが、この時、アゴからのラインがすっきりしていない人は、非常に不利になります。太り気味になると、先ずこのラインがボケ（首と一体化）て、意思を伝えにくくなってしまいます。故に一流のエステシャン程、このマッサージは念入りに行ないます。

♪ スタイルよく足を長く見せるコツ

太り気味から、太り過ぎ（特に高齢）になると、ウエストにくびれがなくなり、出っ張ってきますが、さらにその部分が垂れていくという最悪の事態になります。たとえばヒップもトップの部分が下がっていきます。２㎝下がっただけでヒップラインはひどく崩れます。

中高年の人はなるべく早期から専用の下着も用いて矯正し、筋肉に悪い癖がつかない配慮が大切です。着ているだけで17％も引き締まるというすぐれ物もあり、私はそれを愛用しています。

次に、スタイルよく足を長く見せる方法です。話題になったシークレットシューズを履いて一気に８㎝も足を長く見せることはできますが、この靴は高齢者には重いし、結局ヒールが危険なので私の体験からはあまり推薦できません。もっとも良い方法は、超軽いダンスシューズがお薦めです。私の門下の指揮者達は大抵これを用いています。

私は25年前から指揮台を用いないようにしました。足さばきと同時に連動して、手さばきも深い呼吸でやると、むしろ身長が伸びた効果が表現できる事もわかってきました。指揮台なしで指先からつま先まで連動した動作で身長も高く表現するのです。

これはこの学術専門分野だけで本が書けるところまできました。近くまとめたいと思っています。

♪バランスの取れた背の高さとは

そこで、背の高さと見ばえの話に入りたいと思います。

まず、ほとんどの人がわかったようで、わかっていなくて皆、勘違いしています。しかも中には〝昭和の人にしては〟とか〝平成なら何センチ位〟と妙な物差しを持ってしまって、肝心の〝美しくバランスの取れた背の高さ〟を意識していない人もいるのです。

既に結論は述べましたが、歩いている時でも、普通の動作をしている時でも、ステージに上がった時でも、〝美しくバランスのとれた若々しさを感じる背の高さ〟かどうかが大切なのです。身長が１７０㎝以上あっても、ずん胴に見える人もいれば、１５０㎝台でも爽やかで背がスラッと見える男女はたくさんいるのです。

要は、インナー（下着）からセンスがある着方をしているか否かです。「インナーから」がポイントです。中高年程、意味と効果が異なります。

背が高くスラリと見える方法はまだまだありますが、高くない人程〝低く見えてしまう〟事をかなりやっている事が多く、驚きます。指揮法講習会等で、服装が上下黒色系であるのに背が低く見えたり、動作がしにくい服を着てステージに上がる人がいます。身体が締まって見える黒色の服でさえ、低く見えてしまう着方をしてしまっているのです。「悪い例、良い例」の両方については改めて述べます。どのような方向をゴールに狙えば良いか、また、中高年者はどういう点に気をつけたら良いかが具体的にわかると思います。

♪ 背をスラッと美しく見せるコツ

背をスラッと美しく見せるには、できる限り頭を小さく、首を細く見える様にして、背筋をピンと伸ばし、上着の着丈は短めで、ズボンは細目にハイウエストで裾は少しモーニングカットにする事が秘訣です。

小顔の人は、全体のバランスがとりやすいですが、それよりもはるかに大切な事は、頭を小さくする事＝髪の毛をできる限り小さくまとめる事です。特に頭の大きい人ほど、小さくまとめるのがコツです。色々なアクセサリーを頭につければつける程、遠くから見ても全体（全身）のバランスを壊してしまいます。特に膨張色で大きな花形や白いリボン等は頭を強調しすぎてしまい、全身のバランスを崩してしまいます。男女共、後ろで束ねたりポニーテールにしたり、オールバックや女性の編込みなどは素晴らしい効果が期待できます。

首をすっきり見せるには、やはり胸はVやY形に開いていた方が良く、男性は襟が立ち過ぎていると首が短く見えてしまいます。

また、小ぶりの濃い色の蝶ネクタイを少しキリッと締めたりすると、スッキリ系に仕上がります。

♪短足な日本人に、ガニマタ、ダボつきは厳禁

女性のロングドレスはハイウエスト気味のものがスタイルが良く見えます。

男性は胴長でウエストのくびれが低い位置の人程、下着で矯正した後、ズボン吊り

を使用すれば良いバランスにする事ができます。この場合も、次の事に気配りしないと、元も子もなくなります。

男性ファッション誌（たとえば「サファリ」）などを見ると、ジーンズのガニマタの写真がズラリと並んでいますが、絶対に勘違いしてはならない事は、モデルさんの100％近くは外国人で、しかも足長の白人が大半です。これをそのまま一般の日本人が真似ると、足が一層短く見え、裾をダブつかせるほどさらに短足に見えてしまい、どんなに上半身やアクセサリーに神経を使っても、スタイルが良く見えません。もともと短足な日本人に、ガニマタ、ダボつきは厳禁です。

♪アクセサリーの使い方にも要注意

それと合わせて、センスが良く見える、また、センスアップできるアクセサリーもたくさんあります。しかしアクセサリーは使い方を間違えると、周りからもブーイングを受ける恐れがあります。特に日本の中高年の男性に合うアクセサリーの選択は難しいですが、成功すればかなりイメージアップする偉力があります。

そして本物のダイエットは、このようにゴールを「センスの良い自分を作り上げる」事におき、そこまで想って身体を磨いてこそ〝人生は楽しい〟〝幸福感いっぱい〟の心境に入れるのだと思うのです。本物のダイエット法は〝人生は楽しい〟というゴールに近づくことなのです。

2．リバウンドはこうして起こる。その対策

♪ 医療費がぐんと減った理由

中高年になると特に、おなか周りに余分な脂肪がつきやすく、一度ついてしまうと、それを燃やしてスラッとした美しい身体に戻すのは容易ではありません。減食し過ぎたり、年齢に合っていない無理な運動をしたりすると、ほんのわずかな油断でも、驚くほどリバウンドしてしまいます。2キロ減らして3キロ増す（リバウンド）のは序の口で、3キロ減で5キロ増、5キロ減で10キロ増になってしまった人も、周囲に少

なくありません。

私は、大学時代は56キロ、22〜34歳で92キロに太り、10年かけて44歳には60キロ前後に減じました。すなわち10年かけて30キロ落とし、その後、それを30年以上維持しています。ちなみに現在85歳で59キロです。健康度はますますアップしています。医療費は、年に一度の「人間ドック代」と「予防注射代」だけになりました。ここ数年間で、風邪は一度もひいていません。

♪諦めずに長期戦で行う

すべては体験から学んだコツ（秘訣）を、「健康長寿シリーズ」第1巻「健康長寿の秘訣」で書きました。結論は、すべて「長期戦」で行なうことです。減量も1年かけて2〜3キロ減でOK。これを1カ月とか1週間で2キロ減をやろうとすると必ずどこかに無理が生じます。この少しの無理が、最初は目に見えない、脳でわからない程度であってもストレスにつながります。いつか表に出て爆発を起こすのです。この爆発はもっとも恐ろしい〝アキラメ〟という姿でやってくるのが大半です。このアキラメが全身と脳を駆け巡った時、一気にリバウンドしてしまうのです。

〝アキラメ〟という敵は〝明日からダイエットしよう〟等という甘い感情の中に潜んでいます。このような感情が発生しないようにする事が大切です。それには、短期間で達成しようと考えたり、無理をしたりしない工夫が必要です。

週に一度は好きなものを自由に食べたり、エクササイズを止めたり緩めたりして、甘いものはもちろん、太る代表といわれる食べ物も、太りにくい時間帯で摂取するなど工夫が必要です。

♪リバウンドを起こす大元とは

文章のみをとらえられては困るのですが、私は毎晩飲酒します。カツ丼、カレー、ラーメンは大好きです。チョコレートのアイスクリームは欠かせません。団子もケーキも煎餅も食べます。そしてダイエットのために散歩をした事はありません。身体を鍛えるジムにも通った事はありません。

ではどうやって、ストレスを溜めないで（リバウンドさせないで）90キロを60キロに減らし、それを30年以上維持してきたかについて、その実体験を少しずつ述べています。それも医師や科学者やエステの専門家や栄養士が書いているものではなく、音楽家の一般人（医師から見て）が書いているのです。しかも85歳の人間が書いているのです。

何が言いたいのかというと、ダイエットや健康長寿に向かうには、決して優等生ではなく、やっては良くない事もリバウンドの失敗も重ねてきた上で、今の自分を作り上げてきたので、そのありのままの事実をそのまま知ってほしい。そんな気持ちから書いているのです。

♪ラードなど動物性油のとりすぎは要注意

詳しくは、「健康長寿シリーズ」第1巻に記しましたが、私の体重92キロをまず10キロ落としました。私と同業の岩城宏之指揮者の著書にあった「コーヒーに砂糖を入れずにマイナス10キロ」にチャレンジして、これをすぐ成功させました。次は誰もがやる大幅減食です。急激にやったので、横断歩道で目まいを起こし、薬局の人に笑われ、「食べないからだ」と叱られました。近くのラーメン店で炒飯をかき込んだら身体がピンとしました。35～6歳の時の若い身体の回復力をしみじみ知りました。

炒飯のラードは美味しいけれど、かなり太るものであることを学び、今では少量のラード使用の炒飯を心がけています。特に中高年ほど、ラードなどの動物性油の摂り過ぎはすぐに太ります。出てきた腹は戻りにくく、注意が必要です。

オリーブ油がよい事はずっと後に知りました。肉もフィレでなく、ロースが好きなので困ってしまいます。でも食べ方を知った今はロース一辺倒です。前述のように絶対に体内リズムに合った時間帯で、少し強目に焼いてもらえば大丈夫です。肉うどんもカツ丼もすべて油の美味しさが強い食べ物ですが、食べる時間帯と腹七分目で、一切れでも残す勇気を実践すると、高齢でも太らないということを知りました。

好きなものを思い切り食べて、苦しくなってしまうのは絶対にダメです。七分目と少し残せるテクニックを身につけると欲求不満やストレスはなくなり、少量で身体も脳も満足する習慣も身に付いていきます。

そうなると、次の2キロ減へ向かえるのです。少量への不満は、多種いろいろなものを食べる事で、脳がＯＫサインを出すということもはっきりとわかってきました。

♪「おトク」という誘惑に負けないこと

大幅に太る、痩せない、の最大の敵は、大盛り（1種を多量に食べる事）に走る事です。ここで厳重に注意しなければならないのは、〝当店はご飯の大盛り、おかわりは料金は要りません〟という「おトク」という誘惑です。大盛りラーメン、特大バーガー、特大寿司から飲み放題に至るまで、「得だ」という誘惑が最も大幅に太る方向へ行きやすいのです。

太り過ぎて、それを痩せるために費やす労力とお金は大変なものです。いや、太りすぎから起こるたくさんの病気、治療を考えたら、少量多種に切り換えて経費が上がったとしても、健康長寿の実現を想えばずっと得です。第一に今までよりも種類を増やした食事は実に楽しいものです。太り過ぎリバウンドの大敵は、大盛り、単種、独りでの早食いです。人生の楽しさにも関わってきます。

心あるお店にはこの事をよく伝えておくと、実に気を利かせた少量（オツマミ）を出してくれます。この繰り返しは太り過ぎへかなりのブレーキをかけてくれます。この点も健康長寿の秘訣中の秘訣と言えるでしょう。

さらにもう一歩進めると、どんな店も予約を入れておく事が大切です。お店は、よく来てくれる、特に中高年のお客さんを大切にもてなしてくれます。メニューにはない太りにくい料理も提供してくれるようになります。時には店主や店員に一杯ご馳走するのも秘訣です。ダイエットを意識した愛情ある小鉢を、そっと出してくれるお店もあります。

3．身体に合わせた高齢者向けトレーニング

♪ 80歳を過ぎて中止したトレーニング

高齢になるほど、骨を支えている筋肉が縮みます。放っておくと骨が曲がって（曲がったように見えて）かなり老けて見えます。しかしトレーニングをすると、この筋

肉も改善されます。それには高齢者用のトレーニングが必要です。

私が80歳を過ぎて止めた事があるのですが、それは、朝起きてすぐにやる運動です。70代まで続けてやってきた「ぶら下がり」と「自転車漕ぎ」と、「機器によるウォーキング」は止めました。もちろん、人によっては大丈夫かもしれませんが、早朝いきなりぶら下がると、めまいを起こす人もいます。そんな人は、すぐに止めた方が良いでしょう。

また、自転車漕ぎで股関節を充分に動かせれば良いのですが、加齢と共に疲れが残るようになったら、60代でも止めた方が良いでしょう。

ウエスト、腰、ヒップ、モモ、スネ等の筋トレは、朝食前（食後はいけません）にベルト式のブルブルマシンに強弱をつけて、その日のなまりかけている所を集中的に刺激すると良いでしょう。

腕立て伏せも、70代になると手首や肩を痛める人もいるので要注意です。スプリングの助けを借りた仰向け反り等、高齢者にも適した腹筋マシンで鍛える方法があります。いずれにしても高齢者ほど、ウエストをキリッと締めておくと若々しく振る舞えますし、背も高くスマートに見せることができます。

♪〝美しく若々しい動きの身体を作ろう〟と考える

ダイエットの目的は「健康のため」なのですが、短期間に体重を減らすことばかり考え、運動をしないで極端な食事制限などをすると、栄養のバランスが悪くなります。筋肉量・基礎代謝が減ってリバウンドしやすい体を作り上げてしまい、継続したダイエットはしにくくなります。

しかし〝美しく若々しい動きの身体を作ろう〟と考えて行なうと、言動、脳トレ、幸せ感等々に関連し、小さな事を一つ達成するだけで嬉しくなり〝継続〟しやすくなるのです。

最悪なのは、一人で絶食などして痩せようとする人です。誰にも管理されず、人との会話が少ないと、生活のなかに会話や笑いが不足し、心身の栄養失調を招きます。浅い呼吸は身体の酸素が不足し、脳が鈍感になります。抵抗力がダウンすると、やる気が衰え、病気になりやすくなります。そして治りにくくなります。

声を朗々と出す人、よく笑う人は皆、呼吸が豊かです。豊かな呼吸は身体に刺激・情報がどんどん入ります。これが若さを生む大基本になるわけです。

私の指揮の分野でも、指揮台の狭い上だけで振るのと、台を使わないで曲に合わせて自在に動くのとでは全身の使い方からまるっきり異なります。深い呼吸をすると、手足を伸び伸びと使え、奏者の呼吸も豊かになり、オーケストラの響きも豊かになります。手足が付け根から思いっきり使える指揮は大きく、格好も良いのです。背筋も若々しくなります。

私は30代の時よりも、70代、80代時の指揮の方が、美しいという声をいただけるようになりました。中には「スマートで背が高いし？」と付け加えてくれるファンもいます。

第4章　中・高年者の身体整備術と未来

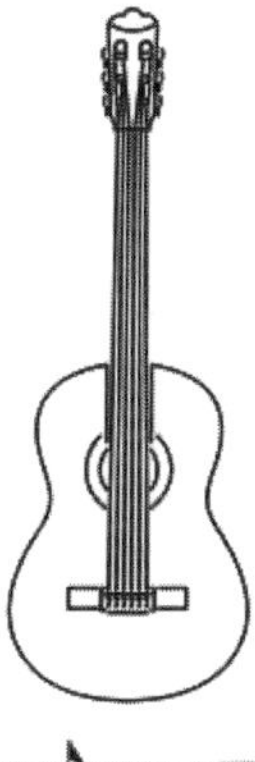

1. 中・高年者に合った身体機能を高める術

♪ 年齢に合わせて整備法を変える必要がある

これまで人は、身体が不調になったり疲れたりすると、指圧やマッサージ、鍼灸、ストレッチをしたり、さまざまなサプリメントやドリンクを飲用したりして活用してきました。また、多くの医師が、健康のための運動や食事へのアドバイスをしてくれます。しかし80歳、90歳、１００歳、１１０歳という高齢で健康を維持し続けている人自身の体験・成果による細かな指導やアドバイスをいただけるチャンスは極めて少ないと思います。

私は今85歳ですが、私の身体が90歳の時には、どうなっているかは具体的には語れません。また、男女の違いや個人差もあるので、その人に合った的確な健康長寿へのアドバイスをするのは難しいかもしれません。しかし、私は85歳までの自身の体験や成果は語れます。ぜひ聞いていただければと思います。

結論から先に述べますと、80歳の時と85歳の今では、身体の整備の方法はかなり変えなければならないということです。そうでないと、老化を早めてしまいかねない場合があるからです。

80代の最初の5年間、つまり80歳から85歳までの5年は、40代・50代の10年・15年以上の身体機能の変化がありました。80歳までは〝良い〟とされていたこと、たとえば運動やメンテナンスなどを一から見直し、今の年齢や体力に合った方法を取り入れなければなりません。老化ストップ、アンチエイジング術を作っていかなければならないのです。方法はいくつかありますが、その中から少し選んでお話ししましょう。

♪リバウンドしにくい身体づくりに適したサウナ

サウナの活用は私の身体整備の第1位といえます。特に中高年にとって、リバウンドしにくい、力のある身体づくりに欠かせない方法です。しかし、何事も効果の強いものは必ずリスクも伴いますから、ここでは、アドバイスも含め、効果的なサウナの入り方をご紹介します。

若々しい健康体ほど、吸収力・排泄力＝代謝力・免疫力が強いといえます。加齢と共にそれらの回復力が徐々に弱まっていき、処理しきれなかった老廃物も溜まっていきます。こうしたことを〝老化〟と呼ぶのです。

計画的にサウナに入ることで、新陳代謝をかなりあげる事ができます。血液やリンパ液の流れが良くなり、身体だけでなく脳の機能も鋭敏になります。

〝二日酔いから早く回復したい〟とか〝体重を減らしたい〟という理由が目的でサウナを活用するのはなるべく避けてください。高齢者はもちろん、若い人にとっても危険な行為です。

あくまでも汗を気持ち良く流し、身体を引き締めて、免疫力を高め、爽やかなプロポーションとともに健康長寿へ向かう。そのための〝身体整備〟であるという事をしっかりと認識する事が大切です。

減量を目的に、サウナに6回も7回も入ったり、1回に10分以上入ったりして身体に負担をかけ、それでいて減量の目標が達成できないと、ガッカリするという最悪のストレスを抱えるだけでなく、リバウンドする方向に向かってしまいます。

しかし〝締まった身体〟や〝美しいプロポーション〟をつくるのだとなれば、嬉しい目標がすぐそこに見えてきます。こうした目標は、サウナを定期的に計画的・長期的に続けるための基礎となります。

それでは私が30キロ減量に成功し、それを30年以上維持することのできた「サウナ活用法」について具体的にお話したいと思います。

♪高齢者向け正しいサウナの活用法

まず、85歳の今現在（2019年春）のサウナの入り方ですが、身体に力がみなぎっている時は、1回に入る時間は5分〜10分。胸の位置の温度は約75℃です。必ずお風呂で温まってからサウナに入り、1回目は10分、2回目は8分、3回目は6分位です。必ず1回ごとに休憩をとり、20℃前後の水風呂（冷たすぎるのは危険）に10秒以内で入ります。

身体が汗を出そうとする力を消してしまわないように、短時間、水風呂に入るのがコツです。そして、水風呂から上がったらゆっくりと休みます。身体を静かにしておくと、全身から気持ち良く汗が出てきます。この出し方がポイントです。最低でも10

分以上は休んでください。少しでも身体を動かすと発汗が落ちてしまうので気をつけてください。

♪サウナが苦手な人へのアドバイス

次に、サウナが苦手だという方へのアドバイスです。必ずやってほしいのが、頭を冷たいタオルで覆うことです。私は、氷水に浸したタオルを、最初は顔や首に当て、次に頭を覆います。そうすると10分の入浴でも辛くありません。

以前、「ダンディハウス（男性専用エステサロン）」で痩身コースを受けたときの体験をお話しします。全身を測定した後にサウナに20分入ります。ただし、このサウナは箱型の室内置タイプで、首を外に出した状態で入るので、20分の入浴は可能です。このサウナ箱の中に入っている間、自分の両手でお腹のもみ出しをするのですが、身体だけでなく、首から上もやがて猛烈な量の汗が噴き出してきます。

20分という時間は限界に近いので、サウナを出て、シャワーを浴びてもしばらく汗が止まりません。その後、マシーンを用いたエクササイズを行い、コースの最後に測定します。体重が2キロは減っていましたが、この20分のサウナは体力のある人に限られると思います。私がこの体験をしたのは60歳代の頃です。その後、高齢者コースができたかどうかは聞いていませんが、70歳・80歳代でこの入り方は厳しいと思います。年齢に合わせた方法で活用しなくてはかえって逆効果です。

♪音楽家のプロとして必要な身体整備

私にサウナによる身体整備の大切さを教えてくださったのは、読売ジャイアンツが非常に強かった頃、選手の身体の整備を全面的に任されていたあの名トレーナーの井上さんです。新宿のお店のカルテの棚は各分野に分けてあり、野球、ゴルフ、ラグビー、水泳に続き、ピアノの欄には中村紘子さんのお名前もありました。

井上さんは、「中村さんは、指の衝撃が全部、ここに集まるんでね」と私の右肩の少し後ろを押しつつ、「ここを治療し、強化するには……」との話から、全身の新陳代謝の話に入り、やがてそれを急速に改善するにはサウナ療法を加えた方が効果的であると教えてくれました。私は早速、西新宿のグリーンサウナに通い始めました。50

年前の30歳代の頃の話です。

やがて私のデータはすべて整理され、「指揮者」という棚が設けられ、数年後には税務署長にお願いして、サウナ~身体整備費は、全額経費で落とせる道を作る事ができたのです。

すなわち、身体整備（ダイエットも含めて）を計画的に行なう費用を、公費でまかなえるようにしたわけです。別の視点から述べると、音楽家のプロとしての認証であり、ギターオーケストラ存在の認証でもあったのです。

この出来事は100年の計で、大きな意味を持っていると確信しています。

2. 無理をせずに身体機能を高める方法

♪タイ古式整体は高齢者に最適

中・高年者には、「タイ古式整体」がとても有効です。そのわけは、施術者が身体全身を用いて、日常生活や自分だけではできない部分まで整体（ストレッチ）することが可能だからです。

たとえば健康でかつ若い人なら、血液は22秒で全身に回り、新鮮な酸素や栄養分が運ばれ、老廃物が回収されます。最大の関所は、上半身と下半身の分岐点＝太もも・股間ですが、高齢になるほど、血液やリンパ液の流れが悪くなりやすいのです。

タイ古式整体は、王様の元気を保つ技術として、歴史を経て進化していきました。施術者は、自身の身体や体重を用いて、王様（受け手・被術者）の足を引っ張り、持ち上げ、折り曲げ、足の付け根を右に左にグルグル回して、この最も大切な部分の流れを良くします。

この術を受けた後は、まるで20歳の若者に戻ったかのごとく、階段もスイスイと降りられるので本当に驚きます。これはまさに、中・高年の人が楽をしながら相当の効果を上げることのできる身体整備術と言えるでしょう。ベッドでは無理です。やはり床のマット使用がポイントです。

年を重ねるほど身体に溜まっていく良くない物質があります。たとえば抗生物質などです。抗生物質は、その一部が身体に残り、最後に毛根で固まってしまい、髪を細くさせてしまう原因にもなるそうです。

♪頭髪ケア「ヘッドスパ」は効果絶大

世界に広がっている弱酸性美容法「ベル・ジュバンス」の美容室やエステサロンでは、早くからその対策がなされています。私の自宅のある葉山にも数店あるので体験してきました。

抗生物質等の残骸を溶かす液体を、毛根に向かって循環させて流すのですが、初回の体験は少々ショックでした。透明な液がかなり濁っていたのです。頭皮に良くない物質が溜まっていたということです。この店では、さらに足の脛《すね》の毛根に溜まった不要物も溶かしてくれました。

疲れがたまり、腰や背筋が凝り固まってくると、多くの人が、指圧やストレッチで何とかほぐそうとします。凝りは、背筋から首、そして頭皮へと続きます。じつは、ここのラスト部分の凝りを取り去ることが大事なのです。頭髪ケアの「ヘッドスパ」は、他の部位の数倍も効果があるのに、私はこれまで付け足し程度にしかやっていないことに改めて気付きました。頭皮のケアをまったくやっていない人も多いのではないでしょうか。

中高年者は、長い年月の間に抗生物質の残骸など悪い物が溜まっています。しかも代謝の低下により溜まりやすくなっているので、特に高齢者は、「ヘッドスパ」の優先順位を高くする必要があるかもしれません。

葉山には幸い、本格的なエステサロン「Rihand＝リハンド」があります。この店の施術者・舟田里奈さんは、国際レベルの専門技術者であり、施術ベッドは2台とも前後左右自在に分岐できる最高の設備が整っています。メニューのひとつ「ヘッドスパ（クリームバス）」は、インドネシアやジャワ島などに古くから伝わる民間療法ですが、ハーブやフルーツなどの天然素材を配合した粘り強いクリームを髪と頭皮に絡めてマッサージします。かなりの強弱をつけた手技で60分ほどの施術ですが、身体の芯からほぐれる感じで、施術を受けた翌日は、若さを取り戻したように、仕事の能率もスムーズに上がりました。

このように「ヘッドスパ」は、特に中高齢者にとって絶大な効果をもたらすことは間違いありません。ぜひお試しください。

3．健康長寿な高齢者こそ大いに社会貢献ができる

♪ 21世紀の社会のあり方に関わる最重要テーマ

中高年者のダイエットの先には「健康長寿」が存在します。そして健康長寿な人が増えれば国の医療費が激減（減税）できるという効果があります。効果はそれだけではありません。元気な中・高齢者の社会への貢献＝幸福感づくりという目には見えにくいけれど、とっても大切な内面的・本質的な分野が広がっています。「健康長寿」は、その根本ともいえる分野の入り口でもあるのです。

人生100年時代と言われ、100歳超えの元気な人も当たり前に存在するようになりました。100歳は通過点に過ぎないと言われる時代もすぐそこにやってきてい

ます。ということは、これからの中高年者の時間の使い方がとても重要になります。「健康長寿」は、まさに21世紀の社会全体のあり方に深く関わる最重要テーマとなるでしょう。誌面が許す限り、その大切なテーマについても語っていきたいと思います。

♪ 若い頃より85歳の今の方が格段に洗練されている

少子高齢化で労働力が激減しているという、日本に関する大方の見解ですが、これは、大量生産・大量消費活動を中心とした前世紀の古い考え方です。

〝生きがい社会づくり〟〝心の21世紀〟に関しては、政治も科学も産業も考え方が大きく変わってきています。たとえば生きがいを求めてやって来る人は、世界視野で見ても中・高齢者が圧倒的に多いのです。たとえば「オーケストラ」を率いる指揮者は、60歳の人よりも70歳の人の方が身体も脳も技術も磨かれている人が多いと実感しています。

私も自分の過去のビデオを見ると、50歳当時の技術は改善点が多く、今見ると恥ずかしいレベルです。85歳の今の方が、格段に身体の動きも洗練されています。これは肉体的に鍛え続けたからという以上に、はるかに脳を鍛え続けてでき上がったものであるといって間違いありません。もし私が20世紀型の会社員であったと仮定し、60歳や65歳で定年退職をしていたら、指揮どころか、数多くの創作作品も、国際ステージでの安定したオールスタンディングオベーション（聴衆総立ち拍手）を得る技術も、それを維持する人材の育成法も身につけることは叶わなかったと思います。

フルハーモニーのギター合奏を楽しむことで、心も体も元気になりました。そして今では平和な心を育んだり、健康長寿にプラスになる事もたくさんわかってきました。このように、今の年齢だからこそわかったことやできた事がたくさんあるのです。しかも若者よりも能率よくできるのです。

♪ 元気な高齢者による社会貢献＝幸福感づくり

優れた国際レベルの奏者を多数育成する方程式は、かなり長期にわたって脳の学習が先行して必要です。

国連ＮＧＯから3度も表彰を受けた時は、一般の会社でいう定年年齢より上の70歳代以上です。90回を超える表彰受賞の95％は、20世紀型の会社システムでは戦力と見なされなくなった時期ということです。つまり、人間の脳は歳を重ねるほどに活用できるといえるのです。90歳〜１００歳なら、さらにすごい結果が出るであろうと私は確信しています。

イキイキとした脳の活用を盛んにできる80歳90歳の人達から見ると、20〜40代の働き盛りと言われている人達は、見方を変えると、実は驚くほど能率が悪い人が多いのです。これはパソコンのキーボードを神業的に操作したり、身体を機敏に動かしたりすることを示しているのではありません。もっとはるかに高度な話です。

たとえば、成果を確実に短時間で上げられる手段を見つける技。そのための文章の作成・構成から仕上げまでのスピードや成功率の高いシステムを、過去のデータ経験から見つけ出す確実性とスピードなどは、若者よりも高齢者の方が上回ることがたくさんあります。

脳をよく使ってきて、成功と失敗を重ねてきた人は70歳代で一段上の境地に入っていけます。そして80歳代で、良き側近を得られたなら、なおさらスピードも成果も上がり、とても若い人達はかないません。

これを意識した人は世界中で大活躍しています。政治家も科学者も医師も軍人も皆、歴史をつくり、リードして来た人達は高齢者なのです。特に芸術家、宗教家、哲学者の高齢の人が人類史を築いて来た事実は、紀元前から多い事を決して見落としてはならないのです。健康長寿を成就した人ほど、身に沁みて高齢者の力を知っているのです。

第5章　中・高年の健康維持に必要な留意事項

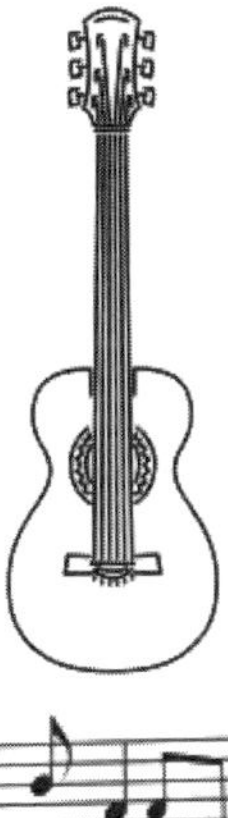

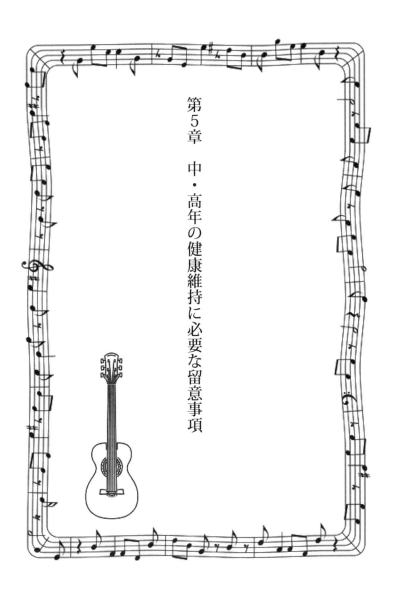

1．体内時計に合った生活が健康維持の秘訣

♪ BBCのすごいデータ

ＢＢＣ（英国放送協会）の実証による最新の健康長寿法に〝食べる量や質が同じでも、食べる時間帯によって健康長寿が全く異なる〟という画期的なデータが話題となりました。

内容は、同じものを食べていた2チームを比較実験するというもの。片方のグループは、朝食を90分遅らせ、夕食を90分早めます。食事の内容はまったく同じです。

2チームを医師が管理し、すべてのデータを発表した結果、血糖値、糖尿値、総コレステロール値、中性脂肪値、血圧、胃腸の安定等々が、朝食を遅らせたチームの方が予想を遥かに超えて改善されました。医師達もこのような結果が出たことに驚きました。

ということは、健康・ダイエットにも非常に良いということになります。これは、私の著書（「健康長寿シリーズ」）と非常に通じるものがあります。食生活と私の健康維持法の両者を組み合わせることで、いっそう未病にもダイエットにも効果が上ると

確信しました。

具体的には〝食べる時間を工夫する〟ことになりますが、この方法は高齢者ほど実施しやすい健康長寿法でもあるのです。若者中心の都会のリズムと異なり、高齢になればなるほど早寝早起きになります。これは身体（脳）も自然に求めているサインでもあります。この自然な身体のサインに合わせれば、身体への負担は少なく身体も脳も喜ぶのです。

もし、都会型の6時前後の朝食で12時30分前後の昼食、19～21時に夕食をとっている高齢者がいたら、食事時間の改善をおすすめします。朝起きてすぐに朝食をとるのではなく、まず散歩や庭いじり、体操などをして、午前8時前後に朝食をとり、昼食は同時刻の12時30分前後、夕食は17時30分くらいに食べるといいでしょう。身体のサインに従い早寝することで、元気で長寿へ向かえるはずです。これこそ注目に値することだと思います。

♪すべての生き物は「体内時計」を持っている

食事の内容もカロリー量もまったく同じものを食べているのに、なぜここまで異なってしまうのでしょうか。その理由は、人も動物も元々すべての生き物は、「体内時計」を持っているからです。その体内時計に合わせた飲食・睡眠こそ、もっとも健康長寿が得られやすいということになります。

短命の人や未病の人、病気（疾患）を持っている人は、この体内時計に従わない生活習慣を続けているからなのだそうです。

ＢＢＣが依頼した医師達はその後も研究を続け、さらに驚く結果を発表しています（これらのＤＶＤは、藤沢本館のミュージアムでご覧になれます）。

それは、かなり急激に血糖値が上がるような暴飲暴食をしていても、体内時計に沿って食事をとっている人と、そうでない人とでは大きな差が出たという事実です。たとえば、深夜にラーメンを食べたり、寝不足が続く無茶な生活を続けたり、健康管理を怠っている人は、すぐに風邪をひいてしまったりして、病気にかかりやすく、目や肌を見ただけでも疲労している様子がわかります。実年齢よりも10歳も20歳も身体を老化させてしまいがちなのです。

具体的には、夕食から朝食まで12時間以上空けて、胃や腸を充分に休ませることです。身体の整備をしてくれる副交感神経に、その間にしっかりと爽やかな脳と身体づくりに励んでもらえるようにすることが大切です。そうすれば、人間は抵抗力や治癒力も蓄えられ、脳も常にリフレッシュできます。そして、魅力あるキレ味が出て、人としての格も上がる事は間違いないでしょう。

♪「体内時計」に逆らった生活は危険

２０１９年１月20日の朝刊に、最近のガンによる死因の分位別統計が発表されました。肺ガンが3位になり、大腸ガンは第1位、胃ガンは第2位と発表されました。すなわち、食べ物による影響がとても大きくなっているといえます。

長寿番付で長い間、上位を誇っていた沖縄県が、以前の高齢者が亡くなり、食生活が本土と同じようになった人が増えるに従い、健康長寿度が落ちて来たという事実もあります。

さきほど述べたように「食べる時間」をしっかり捉えておく必要があります。沖縄県も、本土と同じような食生活とライフスタイルになり、体内時計と異なった生活を送るようになったのです。こうした要因は絶対に見落としてはならないと思います。

戦後すぐに、私自身も参加していたテレビ番組がスタートした頃、民放ができる前の時代です。夜の11時過ぎから眠りを誘う番組が流れ、12時前に国歌や国旗が掲げられ、12時を1秒でも過ぎるとすぐに映像が消え、ザーザーという画面（俗に言われる砂嵐）となります。この砂嵐の画面になると、「まずい！　早く眠らねば……」と皆が気づかされました。12時過ぎまで起きている人は、正常な生活から逸脱しているという印象を与えていたのです。

〝人が健康に幸せに生きる〟という神の子としての原点に立つと、日曜（それに該当する日）は安息日であり、暗くなれば身体も脳も休めるのが正しい、と考えるのが当然であり、先祖代々そう教わってきたのではないでしょうか。

♪高齢者ほど実践しやすい「朝昼晩」の時間の使い方

体内時計がその事を盛んに知らせていて、同じ食べ物でも、体内時計に合わせて食べる人と、そうでない人とでは血糖値の上がり方や下がり方が違います。こうした原点が、今頃になって確認されようとしているのです。

「水を飲んでも太ってしまう」と言う人がいますが、食事のカロリーや量についてだけでなく、食事時間や睡眠の時間帯をチェックして、改善する必要があります。

深夜12時過ぎまでテレビを見ながら飲食を続け、そのまま胃腸に負担（働かせた）をかけたまま眠り（副交感神経が身体の清掃に手が回らない）、胃腸を12時間休ませず、翌朝6時頃に朝食をとって出勤する。このような生活を続けていれば、とうてい爽やかに仕事をすることは困難になるでしょう。それどころか、不健康な短命となってしまうでしょう。

健康長寿を目指す方は、BBCの画期的な科学データに加え、私の新堀寛己式を重ねてみてはいかがでしょう。高齢者にとってピタリと合致した方法だと思います。朝食を遅らせて夕食を早めると、昼食をカットしやすくなり、私の理論＝「原則2食主義」の実践も余裕を持って可能にすることができるはずです。60歳代の人なら、腹七分ではなく腹八分でもいいと思います。「朝食遅く、夕食早く」は、時間を自由に使える高齢者ほど、取り入れやすい習慣といえます。さっそく実践してみてください。

2. 健康長寿維持実現の要素と波動について

♪健康長寿を確定する「3つの勇気」

健康維持の手始めの方法、それは、「午前中の使い方」にあります。高齢者ほど朝の使い方が大切です。というのも高齢者の脳は、午前中は若い人より上回っていて、早朝なら若者の数十倍の働きをするのです。高齢者は、朝は脳も非常に冴えています。特に飲み過ぎでない朝は素晴らしく、私の場合もアイディアが次々に湧いてきて、冴えた文章や作編曲創作活動ができます。男性長寿（職業）ベスト10の人達は、そのほとんどが早朝に活動しているということを、若い人も知ってほしいと思います。

70歳になったら、早寝早起きが長寿、生き甲斐作りの基本になります。夜11時にまだ起きているなんて〝なんと胃腸・脳が気の毒〟なことか。

60歳を過ぎたら、次の３つの勇気を実施してください。きっと健康長寿が確定することでしょう。

(1)どんなに美味しいものでも「残す勇気」
(2)それをお店に「伝える勇気」。少量にしてもらって、多種を食べる
(3)胃を「12時間は絶対に休ませる勇気」

「残す勇気」は、コース料理ならデザートのアイスクリームは断ります。こうした積み重ねこそ、リバウンドしない健康体型・体重維持につながります。

また、お店はもちろん、家族に対してもしっかりと「少量多種」を伝えておきます。〝健康にご自愛を〟と言いながら、山ほどの料理を提供し、それを愛だと勘違いしている飲食店の方もいますが、お店が本当に長期間にわたって来ていただきたいと思うのなら、長寿に協力するのが本当の愛です。高齢者に対しての大盛りサービスなどは、間接的殺人行為になります。胃腸をいたわりましょう。胃を休めると整備チーム（副交

感神経）が張り切ってくれます。そして若返ることができます。

副交感神経による身体整備がよくできると、脳はもちろん、他の臓器も生き生きとリフレッシュできます。昼間の交換神経が冴えて活発に活動でき、一石二鳥～五鳥が得られます。

脳の切れ味は、声・言葉・アクション・成果・幸福感に直結するので、周囲の人たちにもよい影響を与えます。そうすると多くの人々が大事にしてくれます。その瞬間の積み重ねこそぼけにくい健康長寿への持続リズムになるのです。

♪モーツァルト効果と「無音」による究極のリラクゼーション

「健康長寿」シリーズの過去2冊の本でご紹介してきたように、４０００ヘルツの音の響きが効果をあげていることは周知の事実です。モーツァルト効果と言われる響きは、ほとんどが４０００ヘルツで、彼の作品は人間だけでなく、植物や動物の成長……花を美しい色に咲かせ、牛乳を美味しくさせたりと、さまざまなものにも活用されています。モーツァルトの作品の90％以上は長調で書かれ、その多くの音楽にギターのアルペジオの手法の音が用いられています。そして私が開発したギターオーケストラは、このモーツァルト効果を大いに活かし、音楽療法的にも、とても良い効果を生みやすいのです。

フルハーモニーのギターサウンドは健康長寿の促進に欠かせないものであり、「癒し」「勇気づけ」「共鳴し合う」音楽療法を提案し、「健康長寿 三波法」についても述べてきました。

「究極のミュージックセラピーは〝音がない〟という場をどう創り出すか」という考えにもたどりついたのです。私が国内外各地で体感して気付いた最高の音楽療法とは「無音」、すなわち、「音がない状態をいかに効果的につくるか」ということでした。

♪ 最新3波法の特徴

最高の贅沢、最高のミュージックセラピーは「音楽がない癒し」、その時間があるということです。この究極の無音を味わうには……。その前後の音楽は どうするか、また香り（アロマ）、その時の室内は、その時のセラピストは……となるわけです。

ぜひ、これを体感していただき、心身が満たされ、美しく若々しく生きる命が生まれてくる様子を確認していただきたいと思っています。

新堀ライブ館には、すでに体の防御機能・修復機能を高めるラドンセラピー室を設置してあり、ここでラドンの波を浴びながら、ギターオーケストラの４０００ヘルツのサウンドを聴きつつ、カリスマ器の超音波で身体を整える、と考えました。この至れりつくせりの「健康三波法」については、「健康長寿シリーズ」第２巻で詳しくご紹介しましたが、ぜひ体感してほしいと願っています。

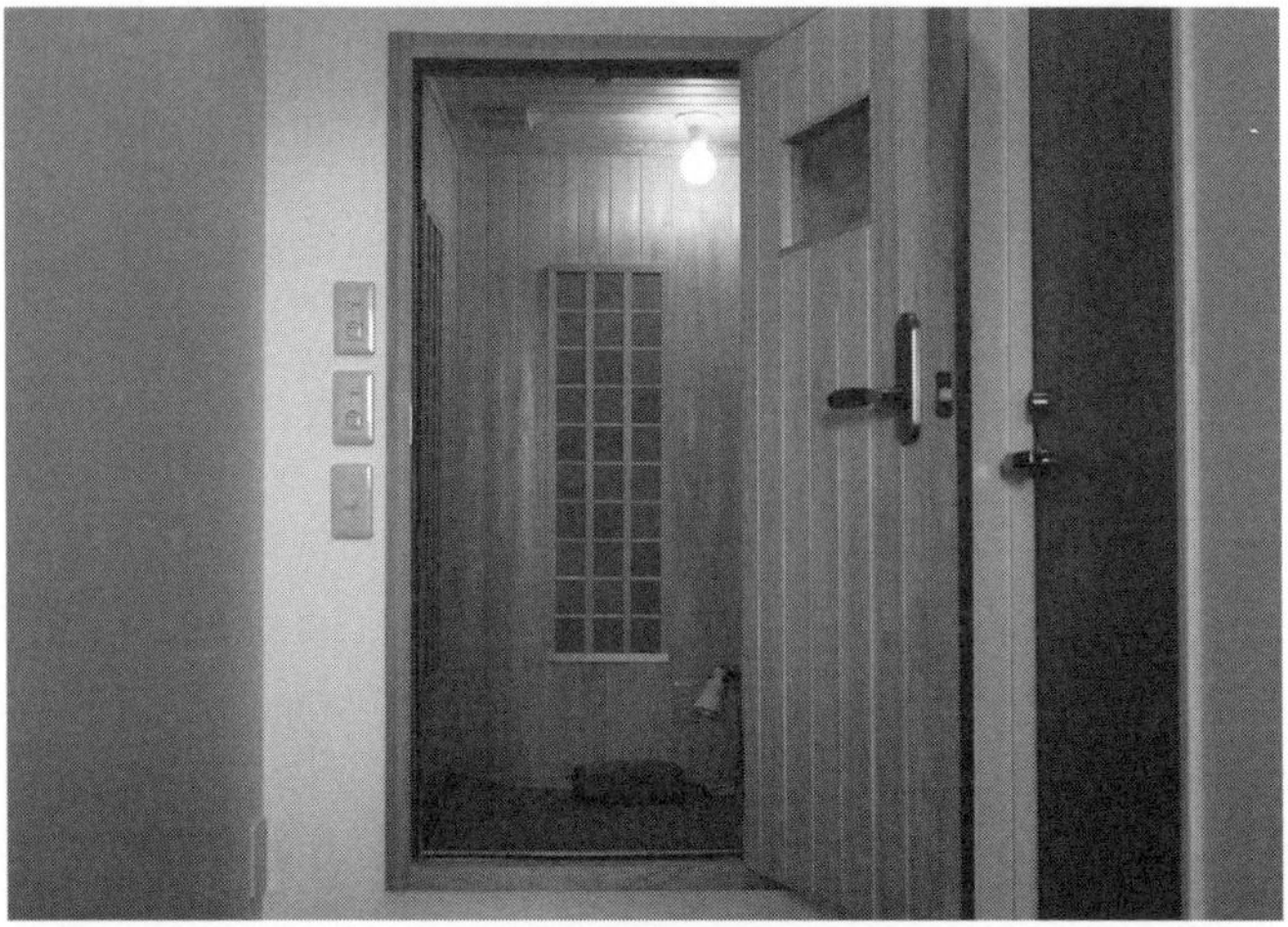

ラドンセラピー室

3．未病の段階で健康に戻る近道とは

♪病気になる手前の「未病」が増えている

最近、神奈川県知事 黒岩祐治氏にお会いする機会を得て、素晴らしいお話を何度も伺えて、そのお話に感銘しています。

知事がおっしゃるには、健康の人を「白」とすると、病気になってしまった人は「赤」。しかし病名までは付かないが、その手前で健康ではないという人は「ピンク」、すなわち「未病の事」であり、じつはこのピンクの人がとても多くなってきたとのこと。それは私も同感です。

つまり、ピンク（未病）の人への対策が最重要なのです。それなのに、現段階でそれができていません。病名があるなら薬も処方されるのですが、そうすると、リスクもついてきてしまいます。それは薬の副作用です。最近よくテーマになっていますが、薬の副作用が、病気以上に身体に負担をかけてしまうというケースすらあります。

高齢社会を迎えた現在の日本では、多くの人々が未病の段階であり、この人達を健

康に引き戻す方法をもっともっと開発する必要があります。今後の課題ですが、この未病改善の分野は、多種多様の企業やスペシャリストが、どんどん参入できる分野であるともいえます。近未来の病院は、もっと夢のある名称で、健康長寿のための役割も多く担う施設になってほしいと思います。健康であることが人間の幸せの大元なのですから。

♪ 未病の段階であらゆる手立てを用意する

不謹慎かもしれませんが、21世紀型の大きなビジネスチャンスであるともいえます。特に心療内科、音楽・教育・健康産業、建築業（新しい発想の）から、金融・商工業、科学等の幅広い専門家による町づくりから改革・大再生ビジネス計画についても考えられます。

病気になって苦しい思いをしてから治療するのではなく、未病の段階で、あらゆる手立てを用意して、健康に戻る方向が理想的です。

たとえば、私の最新作「私の天国」は、音楽による導眠用のＣＤですから、薬を用いないので胃や脳に負担をかけることがありません。また、このCDから流れる4000ヘルツの音波動が脳はもちろんのこと、細胞のリズムを整えますから、全身に良い影響を与えます。

病院で、このようなCDを活用して治療する専門家、そして専用の部屋を用意することで、従来では考えられないほど、経費のかからない治療が可能だと私は確信しています。

身体に良い影響を与える音の波動は確かに存在し、生演奏のコンサートでは、自然と聴衆は音楽療法（ミュージックセラピー）を受けている状態ともいえます。一度に数十人、数百人、数千人の聴衆の脳や細胞がより良く整えられていくのですから、非常に大規模でありながら、ほとんど経費のかからないセラピーといえるのではないでしょうか。

♪ 神奈川県の100歳超え比率は「女性8：男性2」

100歳を超えた日本人は90％が女性、10％が男性だそうですが、藤沢・遊行寺の他阿真円上人の100歳を祝う誕生パーティに同席された黒岩知事が、「神奈川県の男女比は80％と20％だと述べていました。新堀ギターの長寿男性は40％以上です。もしも高齢合奏団員ズラリの新堀ギターが健康長寿に少しでも力になっているのだとしたら、それはすごいことです!!

日本の年間の自殺者が、2003年の約3万5千人から減り続け、2018年では約2万1千人以下に減じた中で、これももしかするとミュージックセラピーによる効果もあったのではないかと思われます。

新堀ギターのデータでもそれを示すものがたくさんあります。音楽は生演奏を聴いた場合、ステージに5人いたら5カ所から、100人だと100カ所から発した音の波を全身で受けます。良いホールほど、倍音が倍音を生んで脳や全身に深く響きます。人の体は70％が水分なので、非常に良い影響を受けます。未病レベルの細胞は、たちまちに整い始めるのです。

この〝整える〟〝整った〟という作業が、脳にとってよい影響を与えるのです。人によっては背筋がゾクッときます。これは脳が喜び、素晴らしいホルモンを全身に送り出しているサインです。この段階で、未病のピンクを白に戻す効果が得られています。こうした体験を、男性の数十倍も女性が多く体験しているのです。

２０２０年現在、創立63周年の新堀ギターではまだ１００歳を超えた現役職員はいませんが、職員・生徒さん・学生は、実年齢よりもみな若々しく、健康長寿の高齢者はズラリといて、指先を見事に使って、脳に素晴らしい刺激を送っています。全国各地の新堀ギターでは、大勢の人が集ってギターで合奏を楽しんでいますから、健康長寿率はかなり高いです。

♪ 未病を健康に戻すギターオーケストラ

いま私は85歳ですが、太り過ぎていた35歳の時の疾患数12に対して、現在は僅か2となり、健康度はむしろ高齢になってアップしました。医療費は年間を通して人間ドック代と、インフルエンザの予防注射代だけになりました。幹部の方たちも10～20歳はみな若く見え、オシャレが活きる建物から若返り音楽環境で、ますます美しく健康長寿を楽しんでいます。

未病から健康に戻る最短方法は、合奏をして思いきり良い音波を浴びることです。黒岩知事は、未病を健康に戻す3要素は、⑴食事、⑵運動、⑶社会参加、と繰り返し述べています。

まさしく、この「社会参加」のもっともたくさんの好条件を揃えているのが「新堀式楽器システムによるギター合奏」(ギターオーケストラ＝ギタオケ)というわけです。ギタオケは正に社会の縮図です。その時の自分の体力・環境・好み・資力・時間にピタリと合ったポジション（パート）が存在し、そこで楽しめば、心身リフレッシュと共にかなりボケ防止をし、長寿道に乗ることができます。

どんなに音楽経験が浅くても、自分の居場所が見つかるのが私のメソードの最大の特長です。たとえば、新堀メソードの中にはNRM（ニイボリ・リズム・メソード）があります。正確には「ニイボリ式楽器システムを用いたギタータイコ・オーケストラによるリズムメソード」といって、〝ギターのボディを叩いて、一瞬でオーケストラサウンドの素晴らしい楽しみに浸る〟方法です。このNRMは、合奏団メンバーの付き添いで来た人や友人など「ちょっと見学に来た」というだけの人も、すぐその場で参加でき、最高のフルハーモニーサウンド（４０００ヘルツ）の中で身体や脳がリフレッシュされ、その若返り効果（未病から健康へ引き戻す道）も期待できます。ぜひ体験してみてください。

♪心身全体の健康を促すのがこれからの病院の役割

病院に内科や整形外科があるように、ミュージックセラピー科も充実させるべきだと思います。その人の症状に合わせた音楽・音色のカルテやデータがあって、それを処方する専門家がいるといいですね。薬局には、ＣＤやＤＶＤ（または音源・映像データなど）もズラリと揃っているのが理想ですが、残念ながら、まだそこまでいっていませんね。

私の考えでは、これからの病院は、未病の段階、病気になる前に心身の健康を促していく事がメインになっていくべきだと思います。この方が「健康長寿」に結びついていきます。生活習慣や運動も大切ですし、音楽は脳にはもちろん、体内の細胞にも重要な影響を与える事が現代の科学でわかっています。すなわち、ミュージックセラピーによる健康づくり・未病の改善を施す所が、未来の病院だと考えます。

現在のホスピスには、余命わずかの人が、亡くなる数秒前まで楽しく過ごせるように寄り添う専門家がいます。このように、〝病気を治療する医者〟だけでなく、〝心と身体の健康を促進〟する未病の分野の専門家や専門技術がとても必要だと思います。

極端な話、健康長寿の先は、人類の平和に辿り着く。地球上すべての人々が、心身共に健康長寿になれるような、環境作りやさまざまな事が整えば、きっと戦争もなくなります。

日本人の平均寿命は男女とも80歳を超えていますが、なんと平均寿命が50代、60代の国も多くあります。また先進国で長寿であっても、健康寿命は短い国など……実は日本も健康寿命では世界一では残念ながらありません。このような中で、私達音楽家が、いかに人々の幸せのために貢献するかを、使命感をもっていかなくては……。これからの私達はやはり、健康長寿、世界平和、人類の幸せをしっかりと目指すべきでしょう。

4．健康長寿維持のリラクゼーション「私の天国」

♪よい演奏の先に、平和心と豊かな幸福感

音楽を「作る人」「奏でる人」「演出する人」は誰でも、万雷の拍手、それもヨーロッパなど音楽の本場と言われる地で、最高の拍手（聴衆が立って拍手＝スタンディングオベーション）を得たいと思っています。そしてそれを見事に果たした人は、「成功した」と称賛され、大きな目標を果たしたと、多くの人からお祝いされます。

しかし、ミュージシャンには演奏会を成功させた（＝よい演奏）のその先があると私は思うのです。「よい演奏」の先には、平和心と健康長寿（豊かな幸福感）づくりというゴールがあります。

もちろん、聴衆の各人に温かい平和心が満ちていくように意識を持って演奏し、それを続ける＝持続させることも重要です。すべての社会での「目標成就《じょうじゅ》」、「成功」の源は、「持続させること」なので、そのためにも健康長寿が不可欠です。

国連役員で神父さんのW・ウォーカー博士は、私達のオーケストラ団員に、「音楽

家のあなた達こそ、国連（世界に対して）に日本国が今やれる最強の平和への使者である、ということをまず、奏者一人一人が自覚する事である」と強く述べられていました。

ミュージックセラピーの分野はとても大切ですから、今後さらに発展してほしいと思います。

全3巻の結びにあたって、私の研究の最新作品をご紹介したいと思います。

♪ 究極のリラクへと導く「私の天国」CD誕生秘話

今までにない究極のリラクゼーション、眠りに導くCD「私の天国」を創りました。〝私の天国〟の私とは、著者のことではなく、このCDを聞いている人＝〝私〟にとっての〝天国〟であり、〝天国〟とは、天国にいるかのごとく「気持ちがいい」という意味です。この感覚は、日本人の持つ独特の感覚かもしれませんが、温泉などに浸かった時、「ああ極楽（天国）だ！」とつぶやくことがありますが、その気持ち良さと同じ表現です。それほどまでにリラックスできる＝眠りに導くＣＤということです。〝アンチエイジングには良質の睡眠が欠かせない〟という意味でもあり、そこから考案したものです。

質の良い睡眠をとれば、多くの未病、病気の手前の状態を改善することができるのです。

以下は、このＣＤに関する説明文です。

♪身体時計に合わせた導眠こそ大切

究極のリラクゼーションは「無音」の中にあると思います。音楽のプロフェッショナルが、このように断言するのは由々しき問題かもしれませんが、高齢（85歳）で、現役のプロの音楽家だから、言い切れるのかもしれません。

私は、「最初から音のない世界がよい」と言っているのではありません。音のない世界へ導けた時、心身はリラックスできていて、α波に満ちている……その様な状態に導くにはどの様な音楽が最適か。いや、正確には音（楽）のない最高のリラクゼーションをつくり出すための「音」と「なし」の空間（時の流れ）をどう作ればよいだろうか……と考えたのです。

このCDは、それに挑んで作り上げた初の画期的なサウンドです。

目を閉じて、身も心もリラックスできている時、脳は盛んにα波を出しています。α波は特に眠る直前に多く出ます。そしてα波はストレスを沈め、脳を活性化させ、免疫力を高め、さまざまな不調を整える事もわかってきました。自然な睡眠へ導く事は、α波を生む事でもあるわけです。すなわち「導眠＝睡眠へ導く」事が究極のミュージックセラピーでもあるのです。

「自然な睡眠へ導くための音（楽）と、無音を綴ったCD」が本作品なのです。

【このCDの使用上のお願い（ご注意）】

・このCDを聴きながらの運転は絶対にやらないで下さい（眠くなります）。

・このＣＤは音楽観賞用ではありません。小さい音で作られています（ボリュームを上げないで下さい。さらに下げてもＯＫです）。
・曲と曲の間が空いています。制作者（新堀寛己）の意図で作ったものです。
・このＣＤは、ごく自然な睡眠を誘うものです。
・各人お一人ごとの導眠にご活用いただく事は、もちろん素晴らしい事です。
・「アロマテラピー」に組み込む「ミュージックセラピー」としても最適です。
・医院・治療院など、リラクゼーションを前提とする所でも効果が期待できます。

ほとんどのガン発生は〝ストレス〟が要因となっているそうですが、このＣＤは、その〝ストレス〟を大きなターゲットにし、リラクゼーションをすみやかに実現できる様にしようとするＣＤでもあります。

【曲目（作品について）】

第1曲目のみ、田口尋夢のオリジナル「おみなえし」を鑑賞していただきます。彼の素敵なソロを楽しみつつ、〝ギターによるミュージックセラピー〟の世界へお誘いします。11弦ギターから生まれる幻想的な倍音は、最も効果的に心身を包みます。この曲はラストまで演奏しますから、左脳の方も自然について行きます。

小鳥のさえずり後からは、知識脳（左脳）は追えない様に作ってあります（決して音量を上げないで下さい）。感覚脳（右脳）にゆったりとゆだねて下さい。

古今の世界の名品を添えつつ、私のセラピー用曲のモチーフを導眠用に配置して、時とたわむれつつ、α波の天国へご案内します（選曲は「新堀寛己によるリラク選集」「小さい美曲集」「美しい音を生む曲集」より）。

それでは、おやすみなさい。

♪ミュージックセラピーシリーズ全5巻について

私がこれまでに発表したミュージックセラピーのCDをご紹介します。すべての音楽が、人の脳と身体に良い影響をもたらす「新堀メソード」の4000ヘルツ音となっています。

A．癒しのセラピー（一人静かに癒されるもの）
B．元気のセラピー（元気や勇気をいただけるもの）
C．愛しのセラピー（他者と共感しあえるもの）
D．リラク選集（リラクゼーションのためのもの）
E．眠り（無音）へと導く「私の天国」

各CDに収められている楽曲と解説は、シリーズ2巻の第3章「ミュージックセラピー（音楽療法）はここまできた！」に詳しくまとめられていますので、ご一読ください。Eの究極のセラピーCD「私の天国」は、導眠・導無音の研究の成果として実現した世界初の試みです。満足した眠りができない方や眠りに不安を感じている方はぜひ体感してみてください。

これらのＣＤのお問い合わせ・ご注文は左記まで。

新堀ギター・総合案内
〒２５１―００５２　神奈川県藤沢市藤沢１４３―14
ＴＥＬ：０４６６―23―８３３８（午前10時〜午後５時）
URL　：http:// www.niibori.com
E-mail : info@niibori.com　ご注文 E-mail : shopmaster@niibori-shop.jp

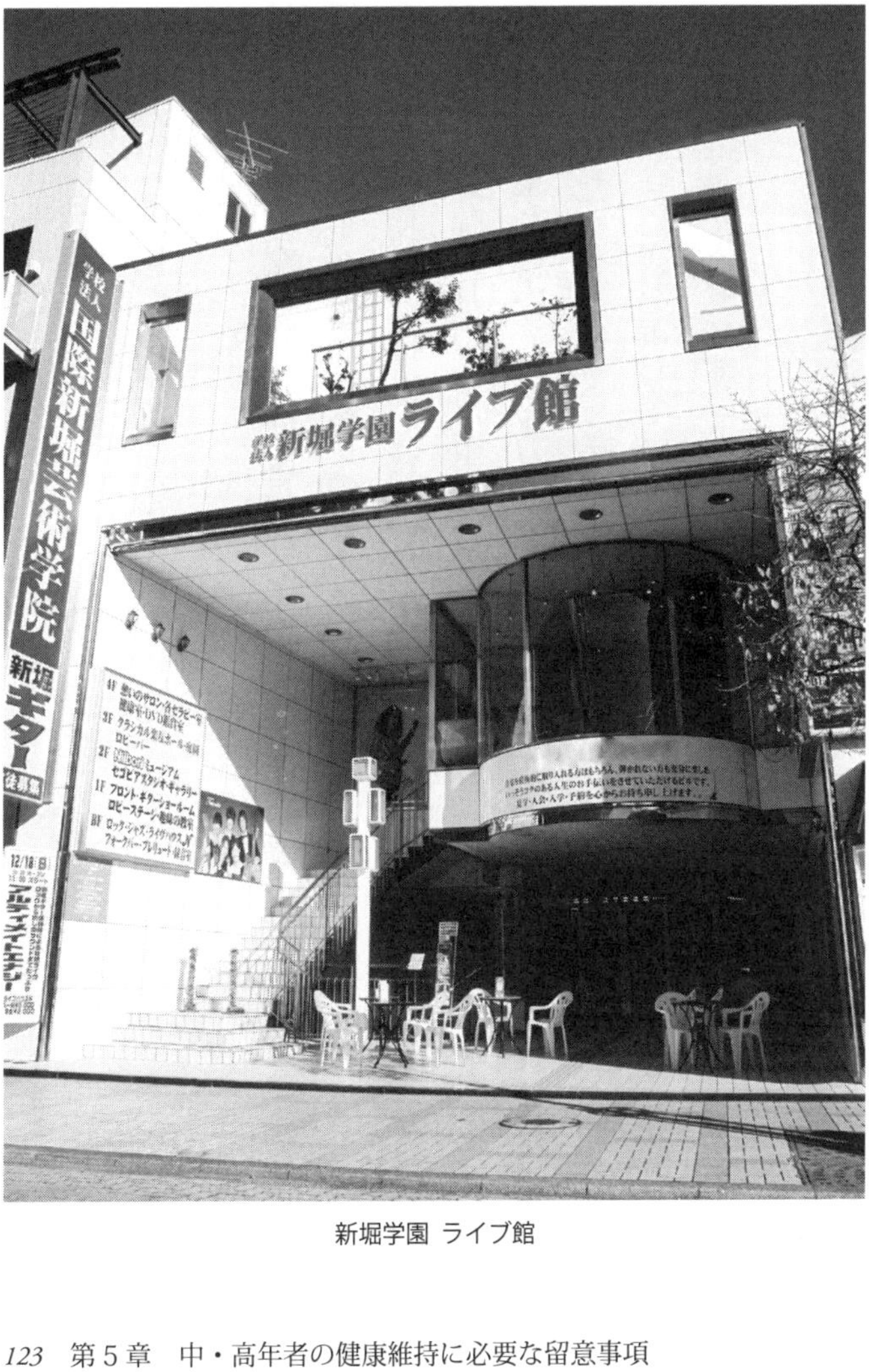

新堀学園 ライブ館

おわりに

最後までお読みいただき、ありがとうございました。

このたび、『健康長寿の秘訣』『健康長寿の実現』『健康長寿の維持』の全3巻からなる「健康長寿」シリーズを音楽家が書き上げることが叶いました。

本書、第3巻『健康長寿の維持』は、いかがでしたでしょうか。ここに書かれていることは、私自身の経験に基づいた事実そのものです。私は現在86歳ですが、今の年齢でこのような健康本を書いている方は少ないと思います。私だからこそ、書けることやわかったことがたくさんあり、その細かなデータと体験を惜しみなく公開したつもりです。健康で幸せに歳を重ねていくことについて、少しでも具体的にご理解いただけたことがあれば誠に幸せです。

年代ごとに異なる健康法が存在することをわかっていただき、無理のない方法で実践していただきたいと思います。

「健康長寿」シリーズ全3巻はセットにしてボックス販売する予定です。ぜひお手元に保管いただき、健康に関して気になったときや、気づいたときにいつでも手にとっていただけたら幸いです。

普段の生活の中に音楽とオシャレを取り入れ、健康長寿のお役に少しでも立つことができましたら、この上なくうれしいことです。

著書やCD、また、新堀寛己の歴史がさらに詳しく綴られている新堀ギター音楽院創立60年を記念して発行された「愛のサウンドを広めて」(神奈川新聞に62回にわたって連載された)という本も刊行されておりますので、ご一読いただけましたら幸いです。

2020年春　筆者記す

新堀寛己の主な著書一覧

No.	初版	タイトル	出版社(発売)	判型	頁・数	特　徴	レベル
6	昭和39	現代ギター教則本	全　音	菊倍	152	世界で初めて全過程図形入り。先生用パート指導者用頁付。	初・中・高
21	55	ギター専門家を志す人々へⅠ	〃	A5	224	基礎技術のマスターと未来への助言。かつてこれほど詳しい本はなかった。	中・高
22	〃	ギター専門家を志す人々へⅡ	〃	〃	212	魅力に満ちた演奏法のマスターと明日への助言。	中・高
31	57	ギター合奏大教本(手引編)	〃	〃	192	ギター合奏の総合手引編。歴史から各ギターの奏法の全て。	中・高
37	62	育てる視点1～5	〃	A5	172～272	Nメソードの教育理念＝育てる視点から解き明かす全てのリーダー必読の書。	中・高
8	63	美しい音を生む本	〃	菊倍	88	世界で初めて美しい音のみにテーマを絞った全ての人の必読の書。	初・中・高
3	4	NRM(新堀リズムメソード)第3集	新堀芸術学院出版局	〃	52	NRM入門者の為に練習30曲、小作品36曲に大合奏曲を加えたオリジナル集。	初・中
5	6	6つのコンチェルティーノ	〃	〃	104	子どもも大人も弾ける世界初の小協奏曲集・先生用ページもある。	初・中・高
3	9	たくとぽろん1・2	(学)新堀芸術学院 新堀芸術学院出版局	〃	216 242	ギターと指揮の人生に、そっとしまっておいたエピソードや、ふと道端において来てしまった様な事を綴った新堀先生ならではの、ほのぼのエッセイ集。	初・中・高
	15	ギターオーケストラ大教本(上巻)	全　音	〃	152	ギターオーケストラ本格技術マスター指導書、毎日のトレーニング法、各音域ギターによる重奏から最新フルハーモニーオーケストラまでの世界にない資料書。	中・高
	18	心の糧	新堀芸術学院出版局	18×11	192	半世紀に亘る音楽家・思想家人生から生まれた心理。万人に贈る平和を育む格言集。	初・中・高
	21	新堀寛己作曲　小さな美曲集	〃	菊倍	40	各音域ギターで美音・ツボの魅力を最大限に生かした珠玉のオリジナルモチーフ集。	初・中・高
	26	音楽生活のすすめ	幻冬舎	四六	216	実年の方がもっと「生きがい」を持ってほしい「生きがい見つけ」の本格的なメッセージ書。	初・中・高
	26	ギター演奏のすすめ	幻冬舎	四六	202	Niiboriならビギナーでも、楽譜が読めなくても、あっという間に名曲をマスター！	初・中・高
	29	愛のサウンドを広めて	新堀芸術学院出版局	四六	216	神奈川新聞に62回に亘り連載されたギタオケの創始者、新堀寛己の82年史	初・中・高
	30	健康長寿の秘訣	湘南社	四六	132	新堀メソード創始者が語る、健康体重30年維持の実話に基づく健康長寿術	初・中・高
	令和元年	健康長寿の実現	湘南社	四六	136	ギタオケ指導者(84歳)が語る、美しく若々しい健康長寿達成実話集	初・中・高

新堀寛己の生きがいづくり講演シリーズDVD

作品番号	タイトル	内　容
21017	極上のリラクとは	脳が優先するリラクゼーションこそ本来の姿、それを実現する先にアンチエイジングがある。
21016	幸せ実感法	幸せを実感・体感する方法、心の健康が最も効果的な幸せを実感できる。
21015	音楽療法の原点	ミュージックセラピーは健康長寿に素晴らしい、良い音の効果は、健康長寿への道。
21014	今の時代の生きがいについて	元気で百歳を通過できる方法、心と脳の働き、新堀ミュージックセラピーはライブ館で体験できる。
21013	元気の元はこれ	アンチエイジングクラブ楽友会創設者の新堀先生が、実体験をもとに、心身とも元気になる様々な方法をお話します。
21012	温かい目線で人生も町も変わる	音楽でアンチエイジング、そして生き生きとコクのある人生を楽しもう！
21011	日本の光と影	日本新堀メソードのギターオーケストラは日本の「光」、「文化」。
21010	健康長寿実現の方程式	健康長寿の方程式は、ここライブ館にある。
21009	ミュージシャンへの道	21世紀のミュージシャンに必要な確かな近道が存在する。
21008	健康長寿への道	真の健康長寿の価値と意義
21007	心のケア6000年そしてこれからの夢	音楽の起源、ギターの起源、そして心のケア
21006	新堀ギターが世界各地でいただいた 18項目の誇る感動内容とは･･･〔1〕〔2〕	大きな夢は右脳から、平和心を育み後継者を育てる。 DVD右脳学習法を説いた画期的ディスク。
21004	50周年ありがとう、そして夢の未来は･･･	6000年の音楽･ギターの歴史から未来が見える！ こうすればコクのある人生船に乗れます。
21003	心の市民ギターオーケストラで豊かな人生を･･･	10年で出来た奇跡の実話
21002	“のぞみ号”的スピード上達法とは	21世紀上達法の決定版DVD誕生!!
21001	音楽は若々しい細胞をつくる大本！	心と身体が癒され、整って若々しくなる実証をたばねたビデオ。
21000	音楽が身に付く近道	技術が優れる事と、音楽が心から楽しめる事とはイコールではない。うれしくなる学び方身に付く学び方とは…。
2100C	ユートピアの騎手へ	ギター専門家を志す人たちへ
2100E	新堀寛己 愛を語る50分	新堀ギター音楽院創立60周年記念。新堀メソード、それは愛。
2100F	新堀寛己を語る2	ギター合奏創始、新堀寛己を語る。
2100G	ギターはどこからやってきたのか	オーパーツの話から始まる興味一杯の講演。「ギターオーケストラ大教本」後に続く貴な話も聞ける。
2100H	ドレミをつくった主と豊かな人生	人生の意義、音楽の価値をここまで核心に迫ったクリアな話はあったでしょうか。
2100 I	ピラミッドの謎とギター	人類史を超えるギターの歴史
2100J	音楽こそ本当の若さを生む大本	音楽は最高のホルモンを出させ、強力に若さを生む。モーツァルトを聴かせた水は「美い結晶」をつくる。
2100K	視点＝愛・物語	ギターオーケストラ創始者、新堀寛己の45年にわたる愛と情熱のフィロソフィー 。

●著者プロフィール

新堀寛己（にいぼり ひろき）

新堀ギター音楽院（株式会社 新堀ギターアカデミー）創立者・会長、学校法人 新堀学園 理事長、ギターオーケストラ指揮者。
Doctor of Arts in Music　Doctor of Philosophy

1934年東京生まれ。57年に青山学院大学を卒業し、新堀ギター音楽院を創立。また、1961年から25年間、国立音楽大学講師としてもギターを通した音楽教育・研究に努める。高音・中音・低音の各音域ギターを考案・開発。ギターオーケストラを創始し、その指導・作編曲・指揮・演奏法などを、多数の著書、内外の演奏を通して次々と発表。これらは「新堀メソード」として1995年に「世界学術文化審議会」より「国際グランプリ」を受賞。また、首席指揮者として世界各地で行なった「音楽を通しての平和活動」が認められ、国連ＮＧＯから表彰や大使としての任命も受けている（他、受賞・表彰多数)。

2011年には、生きがいある高齢社会実現を目指し、「アンチエイジングクラブ楽友会」（現ＮＰＯ法人・楽友会）を立ち上げ、現在も音楽と健康長寿との研究・発表を続けている。

新堀式健康長寿シリーズ３『健康長寿の維持』

発　行	2020年６月15日　第１版発行
著　者	新堀寛己
発行者	田中康俊
発行所	株式会社　湘南社　http://shonansya.com
	神奈川県藤沢市片瀬海岸３－24－10－108
	TEL 0466－26－0068
発売所	株式会社　星雲社（共同出版社・流通責任）
	東京都文京区水道１－３－30
	TEL 03－3868－3275
印刷所	モリモト印刷株式会社

ISBN978-4-434-27464-0　C0073